Lichtblicke für die Seele

Wenn man auch allen Sonnenschein wegstreicht,
so gibt es doch noch den Mond und die hübschen Sterne
und die Lampe am Winterabend.
Es ist so viel schönes Licht in der Welt.

Wilhelm Raabe

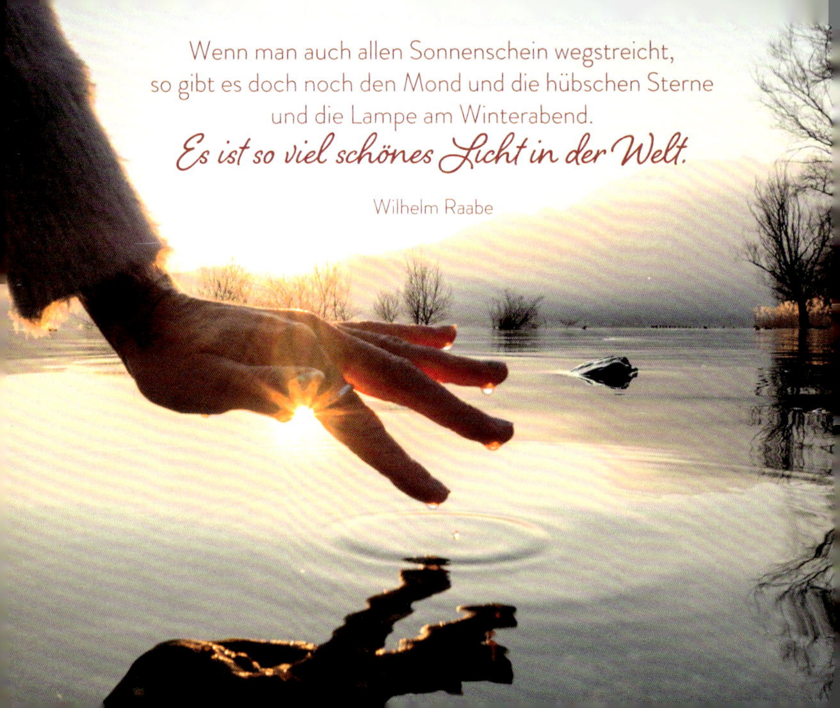

Kleine *Lichtblicke*

Manchmal sehnen wir uns im grauen Alltag
nach einem Silberstreifen am Horizont.
Dieser Aufsteller schenkt dir genau das, nämlich
Licht und Zuversicht – und zwar zu jeder Jahreszeit.
Positive Affirmationen und Zitate begleiten
dich Tag für Tag und inspirieren dich zu mehr
Optimismus, Glück und einem Leben in Balance.

Ich feiere
die kleinen und großen
Momente
des Lebens.

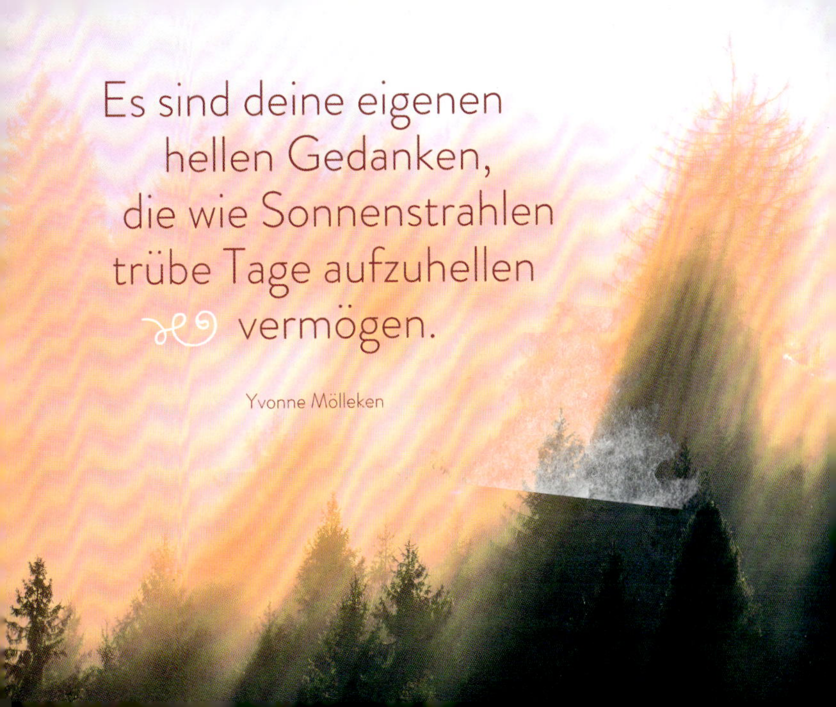
Es sind deine eigenen
hellen Gedanken,
die wie Sonnenstrahlen
trübe Tage aufzuhellen
vermögen.
Yvonne Mölleken

Greif dir diesen Tag!

SCHENKE IHN DIR SELBST,
ALS WUNDER DES LEBENS.

Angelika Emmert

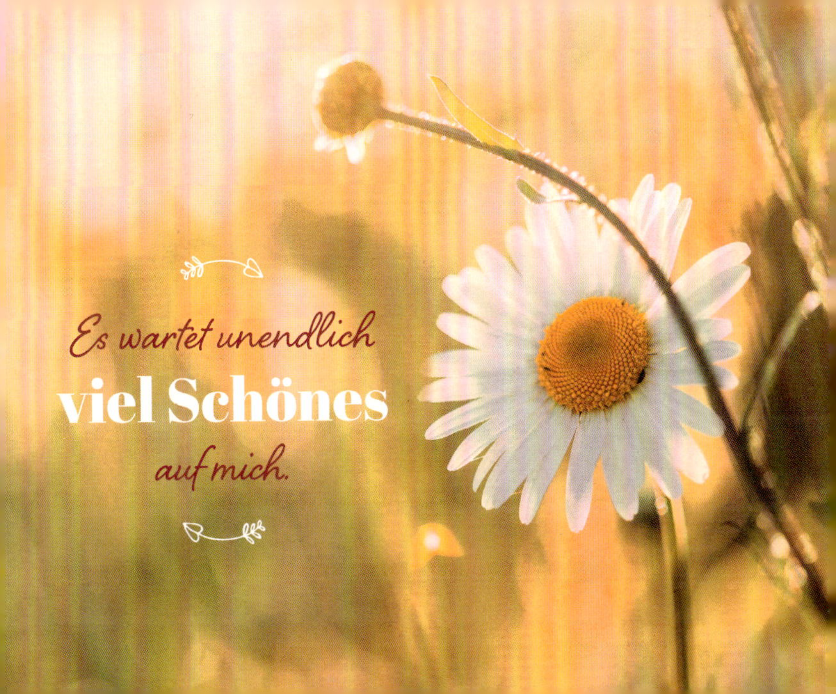
Es wartet unendlich
viel Schönes
auf mich.

Die äußeren Dinge sind
keine Bedingung zum Glück.
Wir müssen den leuchtenden Stern
der Zufriedenheit
in uns haben.

Hermann Heiberg

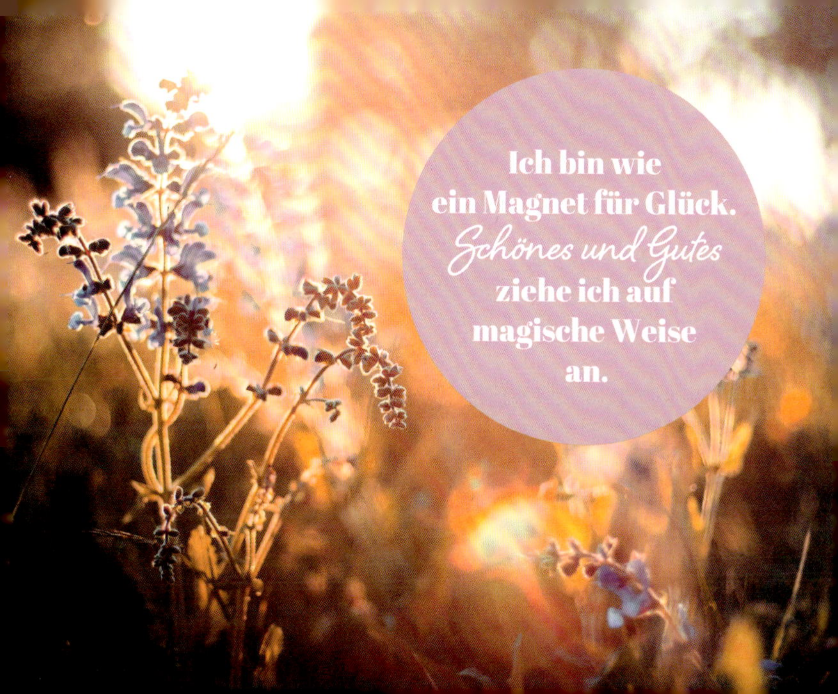
Ich bin wie
ein Magnet für Glück.
Schönes und Gutes
ziehe ich auf
magische Weise
an.

Das Leben
ist am schönsten,
wenn du
den Moment
genießt.

Elisabeth Hürlimann

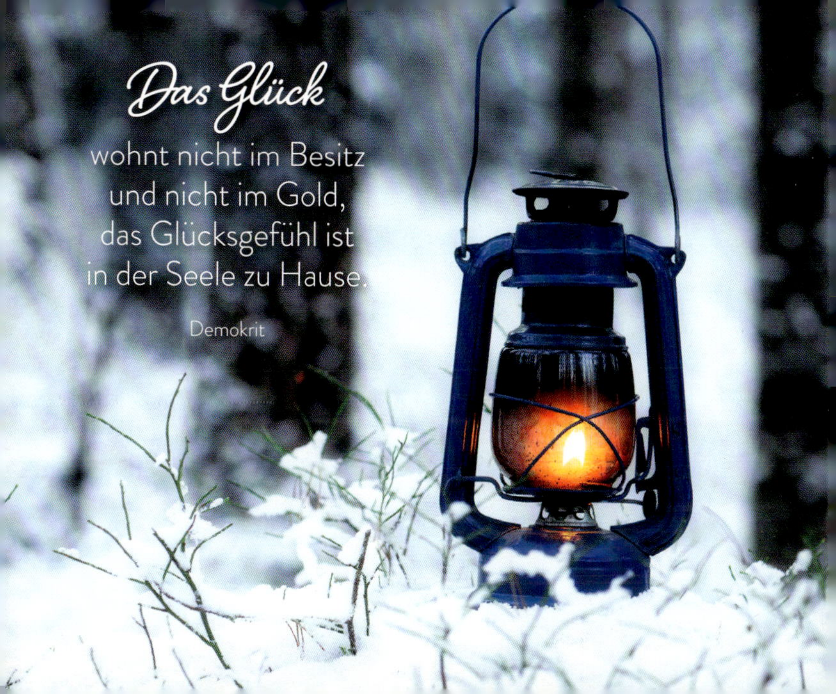
Das Glück
wohnt nicht im Besitz
und nicht im Gold,
das Glücksgefühl ist
in der Seele zu Hause.
Demokrit

Mein Leben ist in wunderbarer *Balance.*

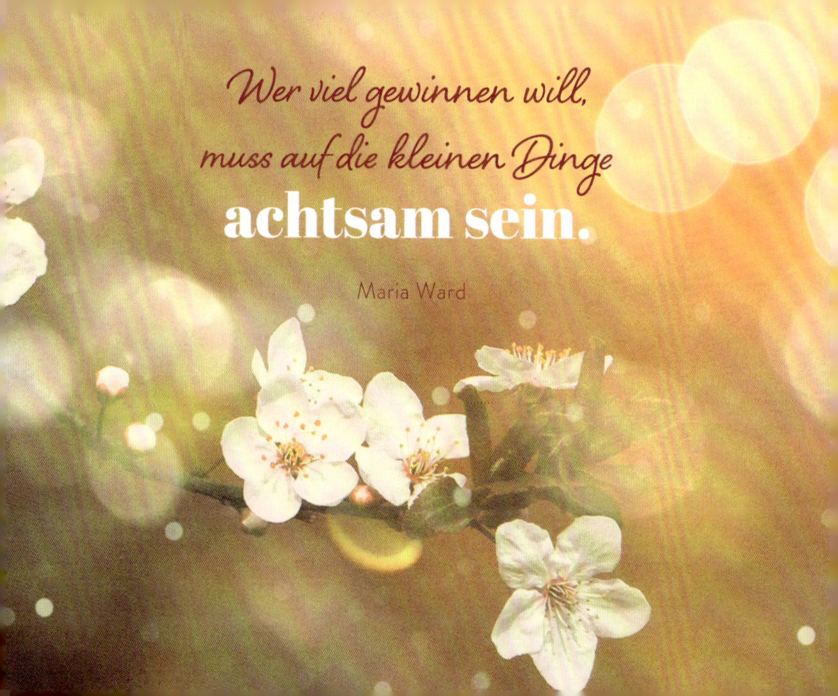

Wer viel gewinnen will,
muss auf die kleinen Dinge
achtsam sein.

Maria Ward

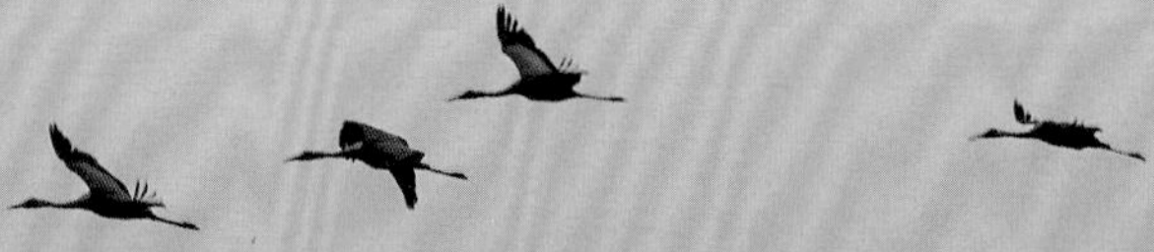

Wer zuversichtlich ist,
dem wachsen Flügel.

James Matthew Barrie

Im Takt *der Natur*

Sehnst du dich im Winter bereits nach dem Frühling und im heißen Hochsommer nach der kühleren Jahreszeit? So richtig zufrieden sind wir selten. Das ist schade, denn jede Phase der Natur hat uns etwas Besonderes zu bieten. Wir haben nur verlernt, in ihrem Rhythmus zu leben. Versuche doch deshalb einmal jede Jahreszeit so zu nutzen, wie die Natur es dir vormacht – den Winter zum Ausruhen und Kraft tanken, den Frühling zum Aufblühen, den Sommer, um das Leben zu genießen, und den Herbst zum Ernten. Versuche anzunehmen und dich über das zu freuen, was gerade ist. Auch wenn es vielleicht manchmal nicht auf den ersten Blick so scheint – jede Zeit hat ihre kleinen Wunder und Lichtblicke, die es zu entdecken gilt.

UND ICH FÜHLE,
DASS KLEINIGKEITEN
die Summe des Lebens
AUSMACHEN.

Charles Dickens

Heute strahle ich

mit der Sonne um die Wette.

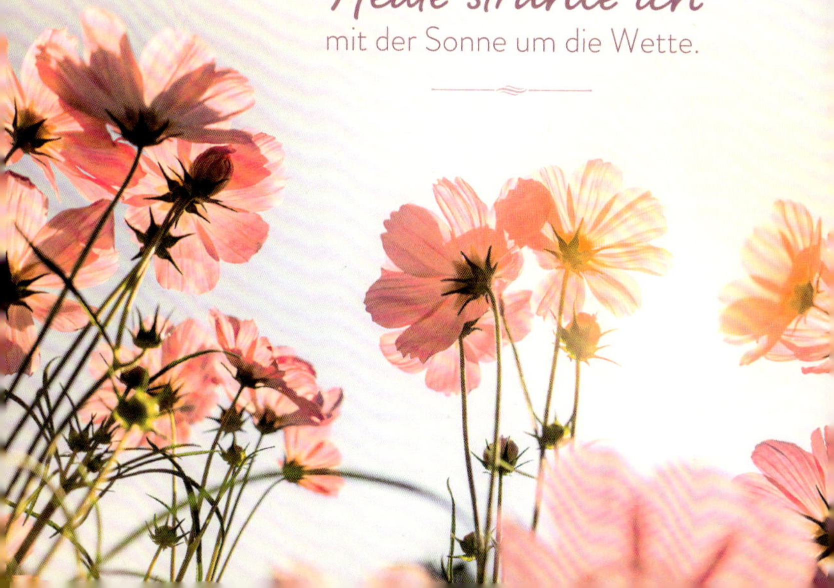

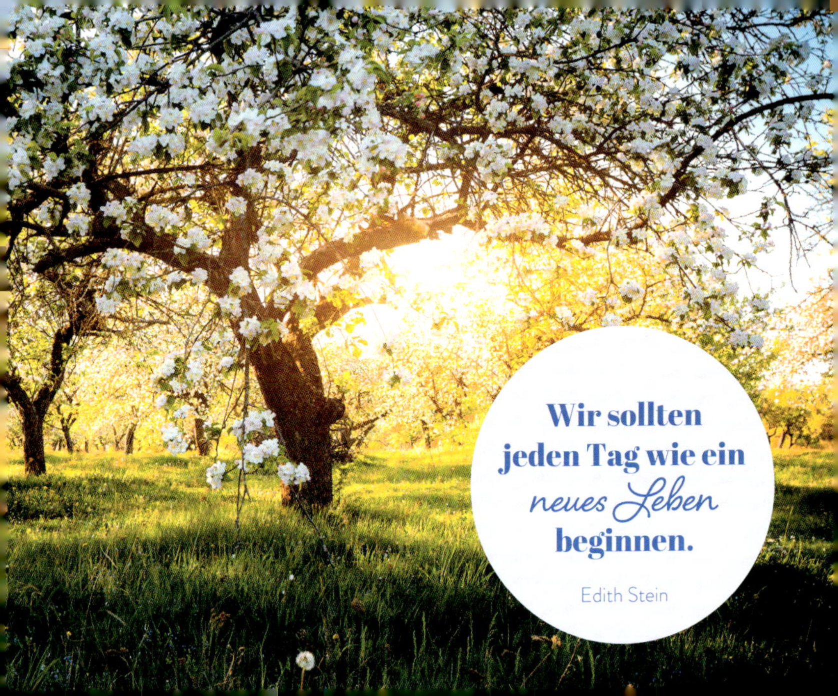
Wir sollten
jeden Tag wie ein
neues Leben
beginnen.
Edith Stein

Meine

Lebendigkeit und Lebensfreude

sind meine Stärke.

Ich folge

meinem

Herzen,

denn es kennt

den Weg.

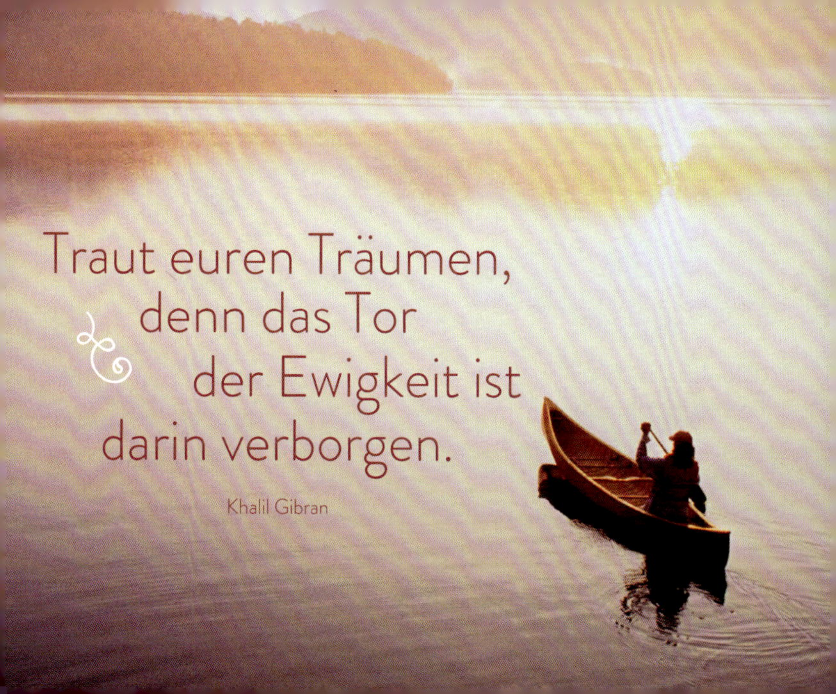
Traut euren Träumen,
denn das Tor
der Ewigkeit ist
darin verborgen.
Khalil Gibran

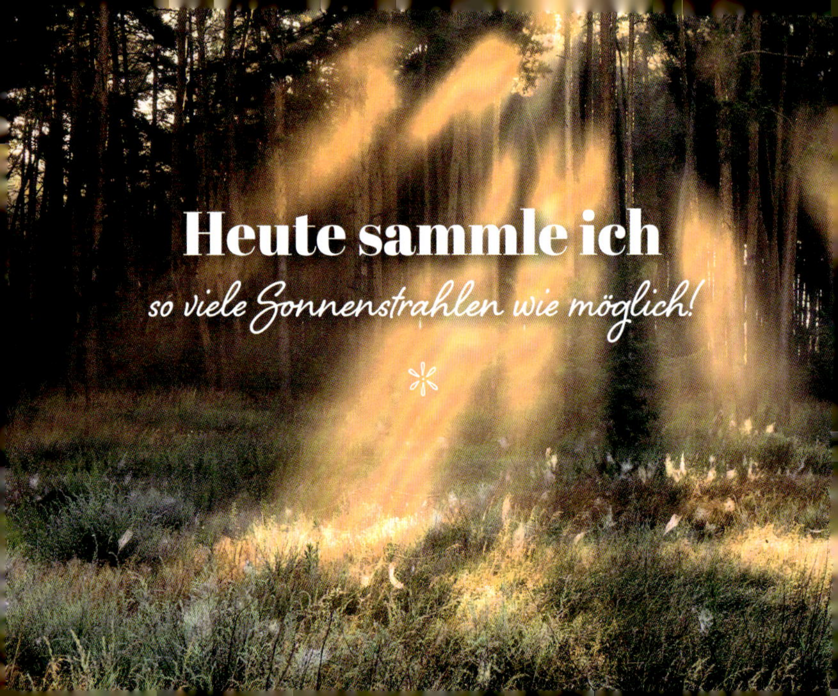
Heute sammle ich
so viele Sonnenstrahlen wie möglich!

Rück
die Dinge
ins richtige Licht
und sie werden
leuchten.

Katharina Eisenlöffel

KEIN TAG HAT GENUG ZEIT,
ABER JEDEN TAG SOLLTEN WIR UNS
genug Zeit nehmen.

John Donne

Ich bin von Licht
und Liebe umgeben.

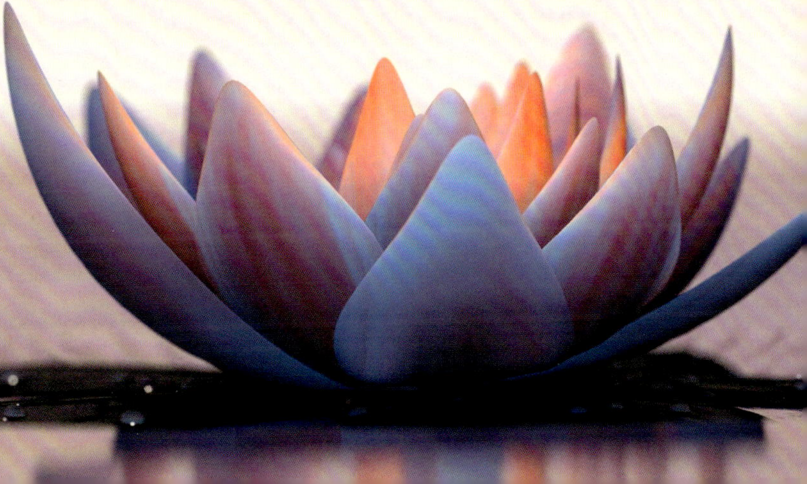

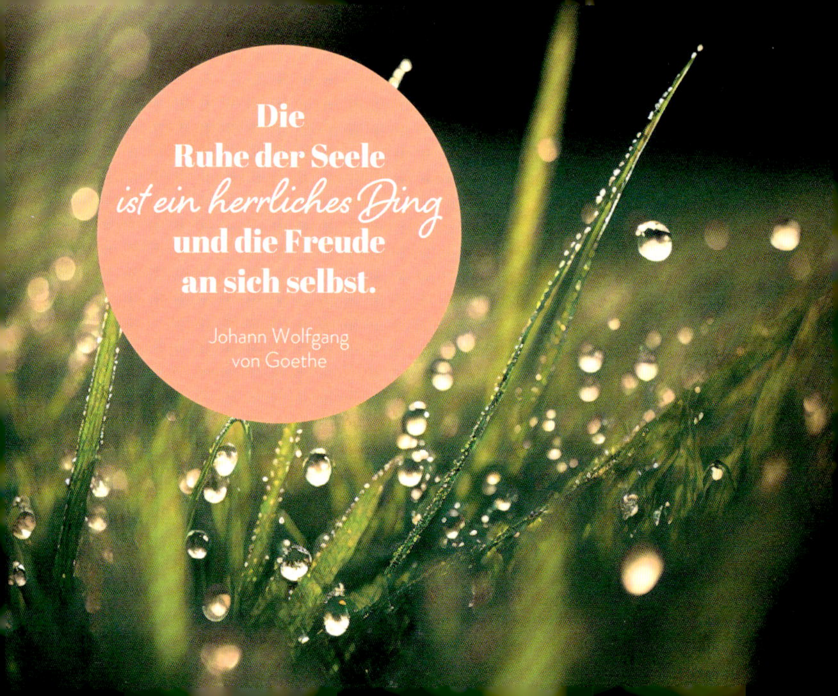
Die
Ruhe der Seele
ist ein herrliches Ding
und die Freude
an sich selbst.
Johann Wolfgang
von Goethe

Ich
begegne
der Welt
mit Stärke
und
Selbstbewusstsein.

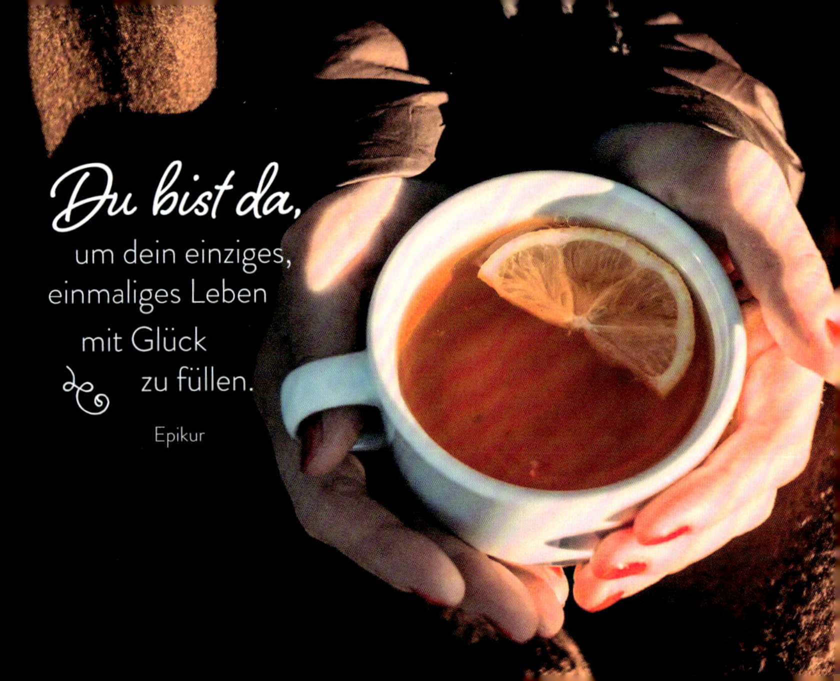

Du bist da,
um dein einziges,
einmaliges Leben
mit Glück
zu füllen.

Epikur

Lade deine *Glücksakkus auf*

Den Akku deines Handys lädst du vermutlich täglich.
Doch wie sieht es mit deinen eigenen Akkus aus?
Für deine Seele sind kleine und große Glücksmomente
wichtig, damit dir nicht die Puste ausgeht.
Überleg also mal: Was schenkt dir Energie?
Ist es ein Hobby, Zeit mit deinen Liebsten,
ein langer Spaziergang mit dem Hund?
Oder eine heiße Tasse Tee zu genießen
und dabei in deinem Lieblingsmagazin zu blättern?
Plane dir auch im stressigen Alltag bewusst Zeit
für kleine Momente ein, die dir guttun.

Die Seele
ernährt sich
von dem, worüber
sie sich
freut.

Augustinus von Hippo

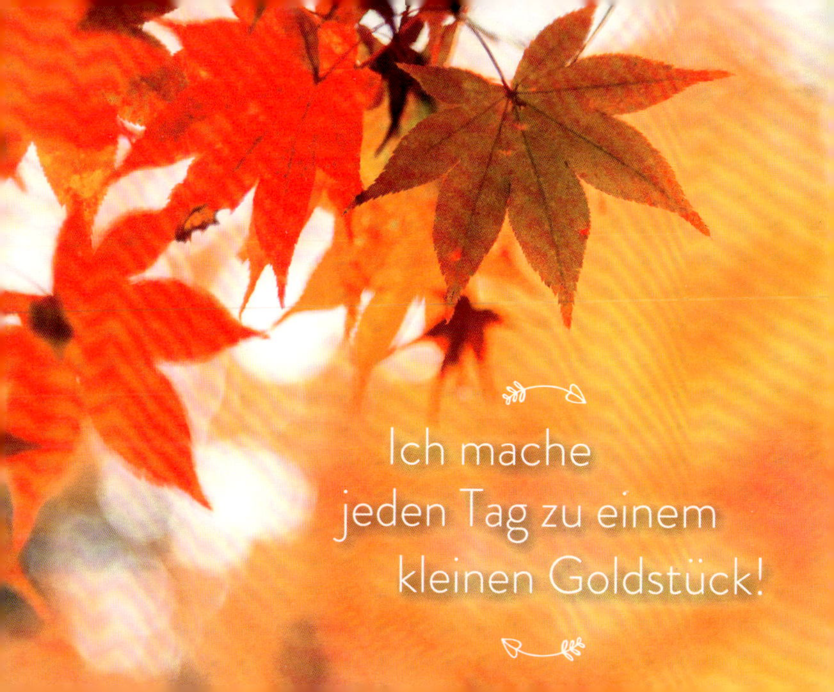
Ich mache
jeden Tag zu einem
kleinen Goldstück!

Die wahren Optimisten

SIND NICHT ÜBERZEUGT,
DASS ALLES GUTGEHEN WIRD.
ABER SIE SIND ÜBERZEUGT, DASS
NICHT ALLES SCHIEFGEHEN WIRD!

Friedrich Schiller

Wer sich nach Licht sehnt,
ist nicht lichtlos,
denn die Sehnsucht
ist schon Licht.

Bettina von Arnim

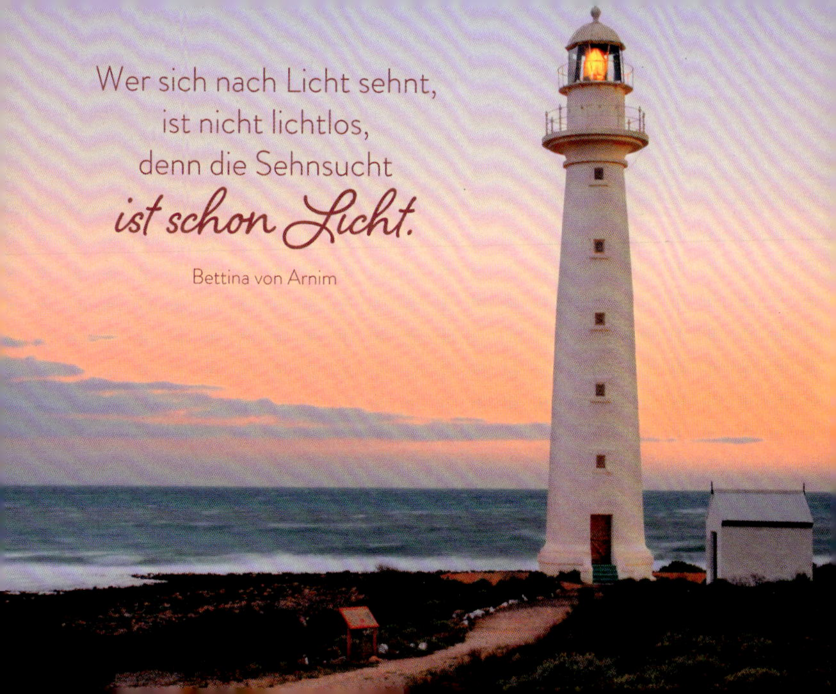

Jeder Tag ist aufregend,
voller kleiner Überraschungen,
wie winzige, sich langsam öffnende
Knospen am Baum des Lebens.

Lucy Maud Montgomery

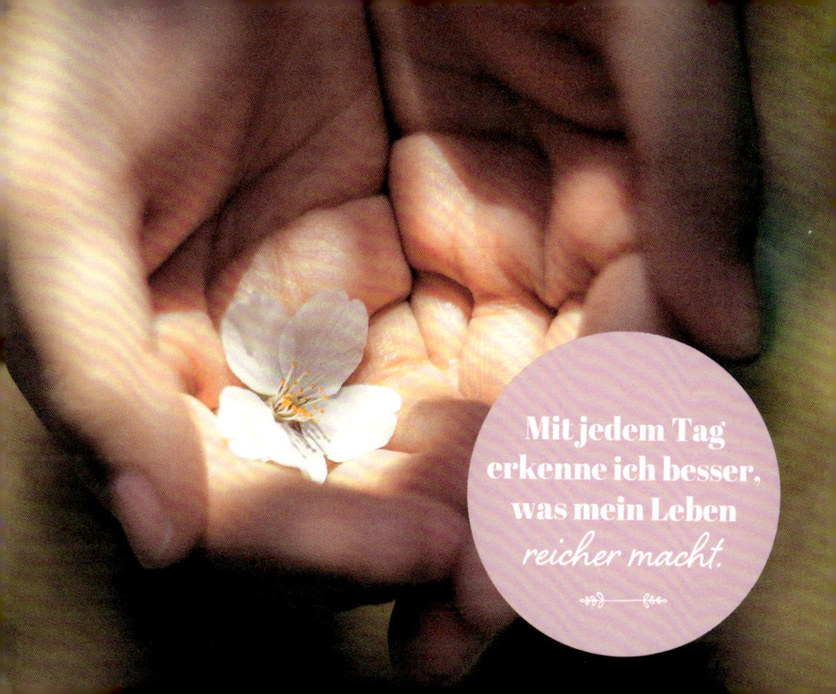
Mit jedem Tag
erkenne ich besser,
was mein Leben
reicher macht.

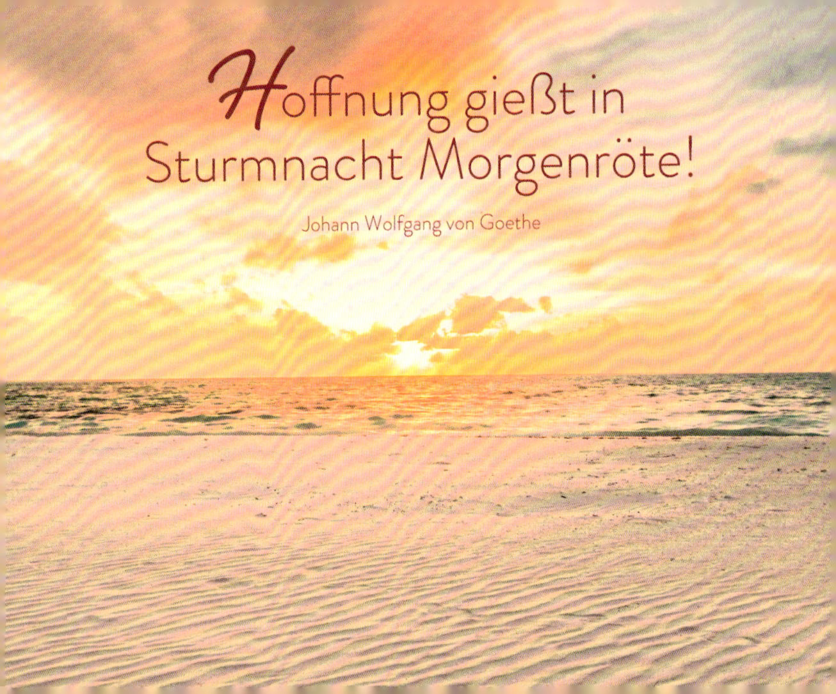
Hoffnung gießt in
Sturmnacht Morgenröte!
Johann Wolfgang von Goethe

GANZ EGAL, WAS PASSIERT –
ICH KANN IMMER
SELBST ENTSCHEIDEN,
wie ich damit umgehe.

Die Erde
ist angefüllt
mit
Himmel.

Elizabeth Barrett Browning

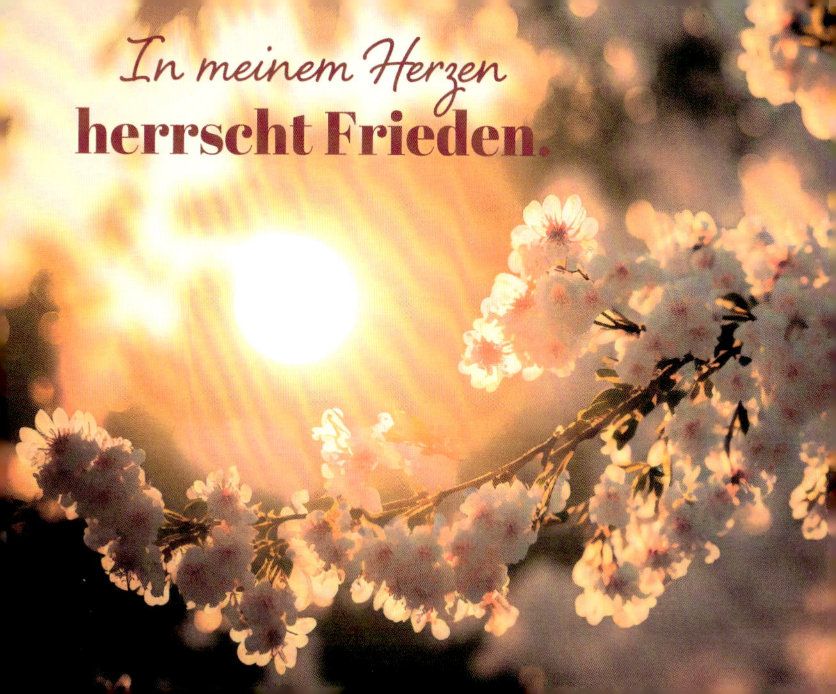
In meinem Herzen
herrscht Frieden.

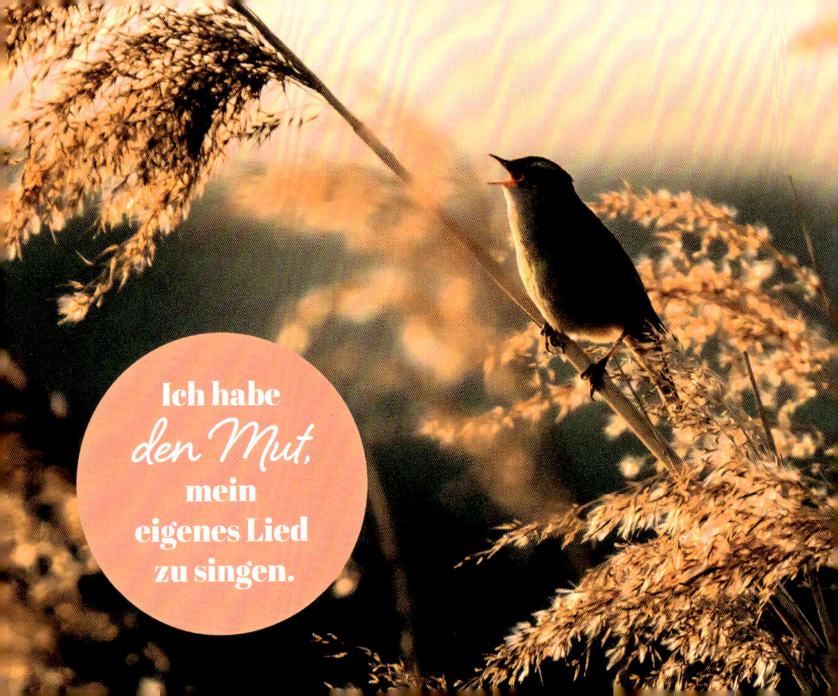
Ich habe
den Mut,
mein
eigenes Lied
zu singen.

Wir haben Fröhlichkeit nötig
UND GLÜCK,
HOFFNUNG UND LIEBE.

Vincent van Gogh

Mein *innerer* Kompass

weist mir den Weg zum Glück.

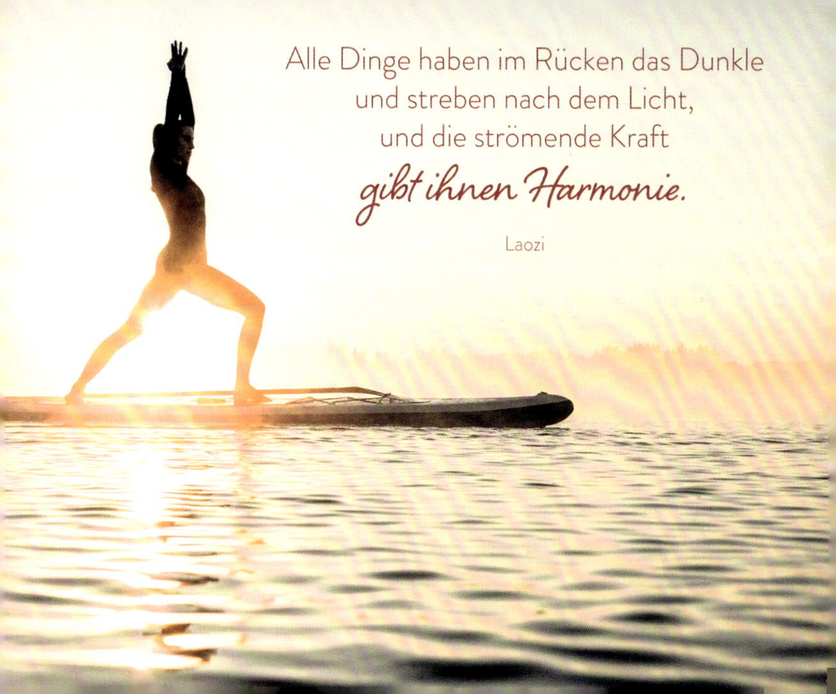
Alle Dinge haben im Rücken das Dunkle
und streben nach dem Licht,
und die strömende Kraft
gibt ihnen Harmonie.
Laozi

Glück verschenken

Anderen ein wenig Sonne schenken – das macht auch selbst glücklich. Höchste Zeit also, mal wieder ein bisschen Glück zu verteilen wie Konfetti! Keine Sorge, du musst nicht gleich die Welt retten. Fang doch ganz klein an ... backe einen Kuchen für die Lieblingsnachbarin, lasse jemanden an der Supermarktkasse vor oder verschicke eine Postkarte an einen lieben Menschen. Das macht nicht nur gute Laune – vielleicht bekommst du auch selbst ein kleines bisschen Glück zurück!

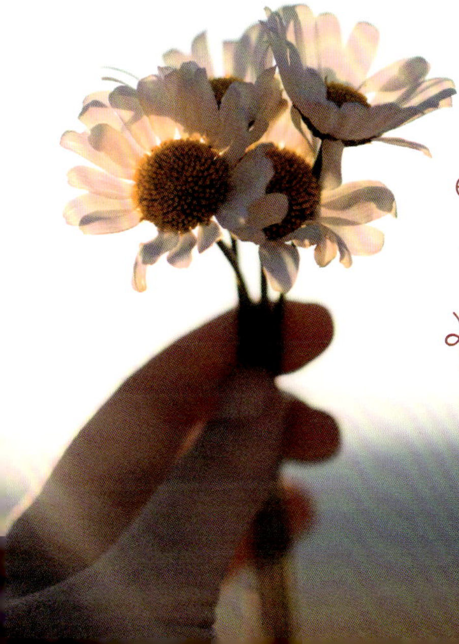

Glück ist
ein Wunderding.
Je mehr man
davon gibt,
desto mehr
hat man.

Germaine de Staël

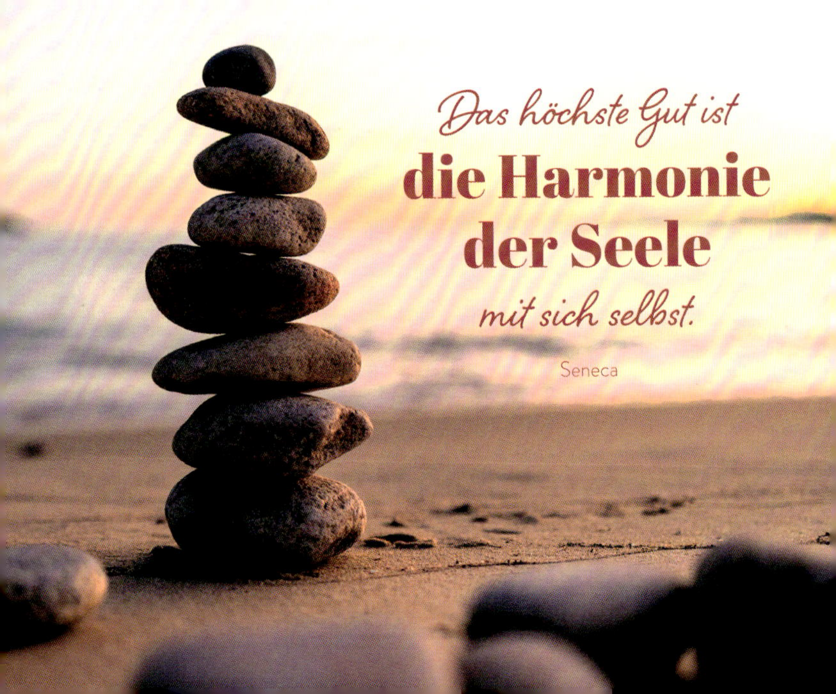
Das höchste Gut ist
die Harmonie
der Seele
mit sich selbst.
Seneca

Ich bin
liebenswert
und werde
geliebt.

Auch das ist Kunst,

ist Gottes Gabe, aus ein paar sonnenhellen
Tagen sich so viel Licht ins Herz zu tragen, dass,
wenn der Sommer längst verweht,
das Leuchten immer noch besteht.

Johann Wolfgang von Goethe

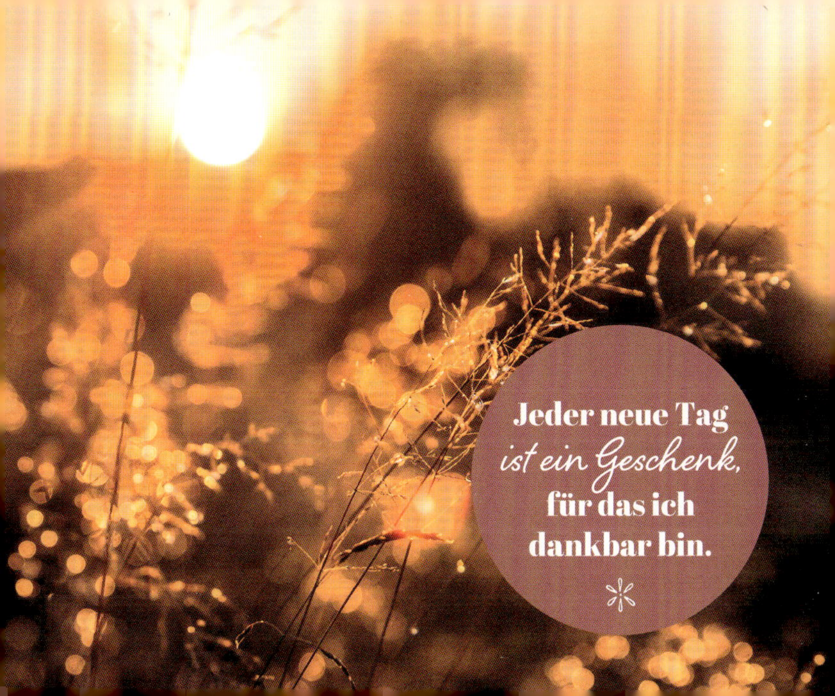
Jeder neue Tag
ist ein Geschenk,
für das ich
dankbar bin.

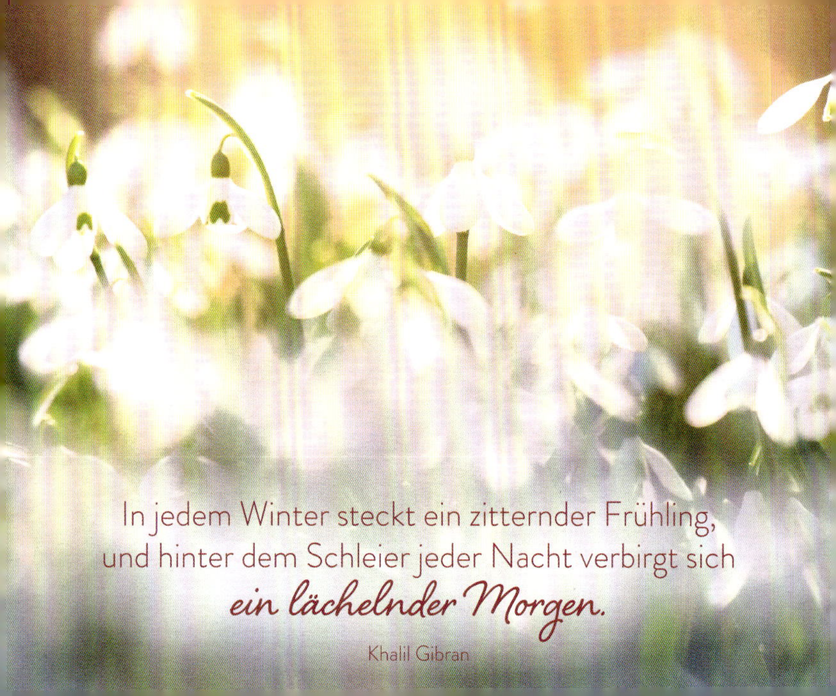
In jedem Winter steckt ein zitternder Frühling,
und hinter dem Schleier jeder Nacht verbirgt sich
ein lächelnder Morgen.
Khalil Gibran

DIE NATUR MALT UNS BILDER

unendlicher Schönheit,

TAG FÜR TAG, WENN WIR NUR
AUGEN HABEN, SIE ZU SEHEN.

John Ruskin

Die Welt ist voll von

magischen Dingen,

die geduldig darauf warten,
dass unsere Sinne schärfer werden.

William Butler Yeats

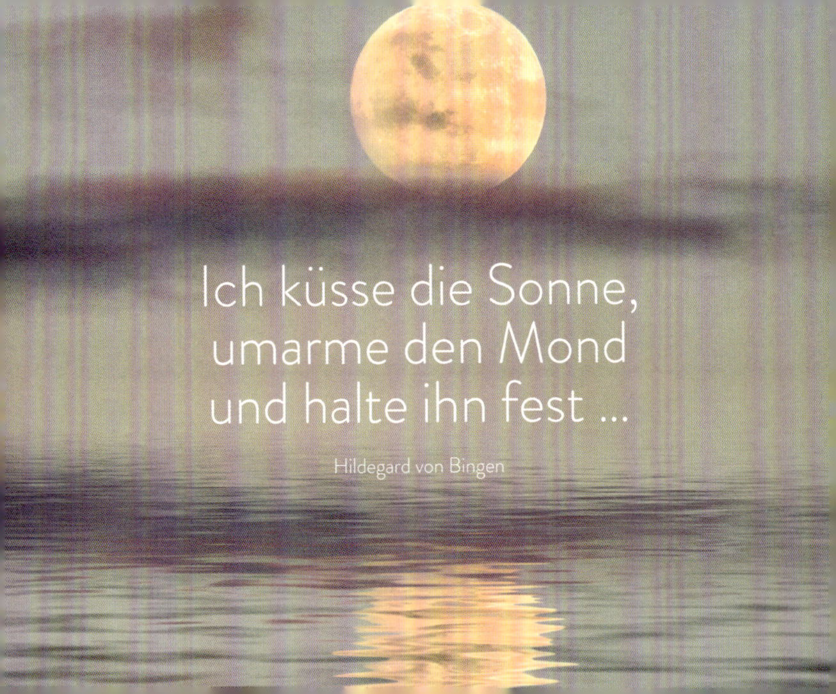

Ich küsse die Sonne,
umarme den Mond
und halte ihn fest …

Hildegard von Bingen

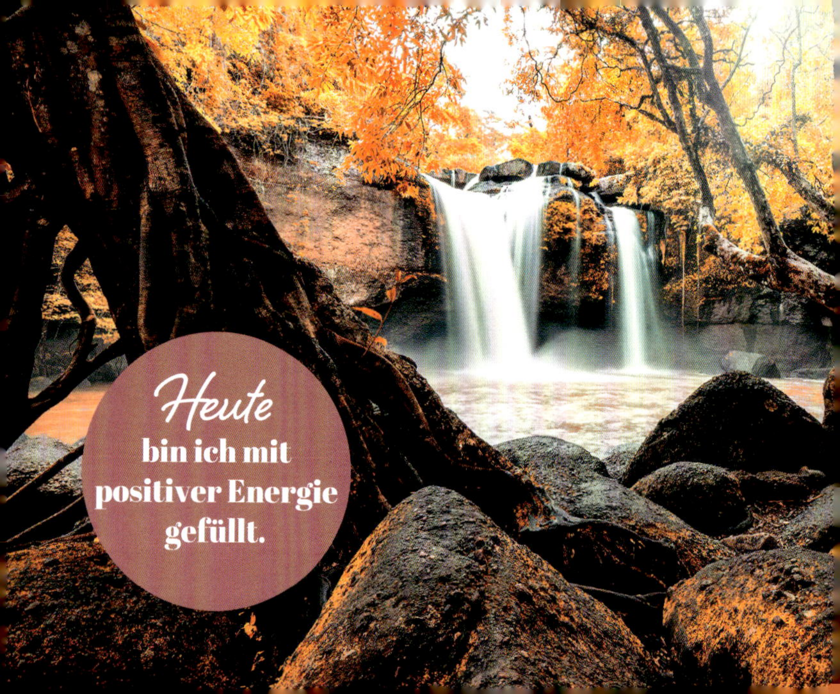
Heute
bin ich mit
positiver Energie
gefüllt.

Wenn du
helle Dinge
denkst,
ziehst du
helle Dinge
an dich heran.

Prentice Mulford

WENN UNS EINE SACHE FEHLT,
SOLLTE UNS DAS NICHT
DAVON ABHALTEN,
*alles andere in vollen Zügen
zu genießen.*

Jane Austen

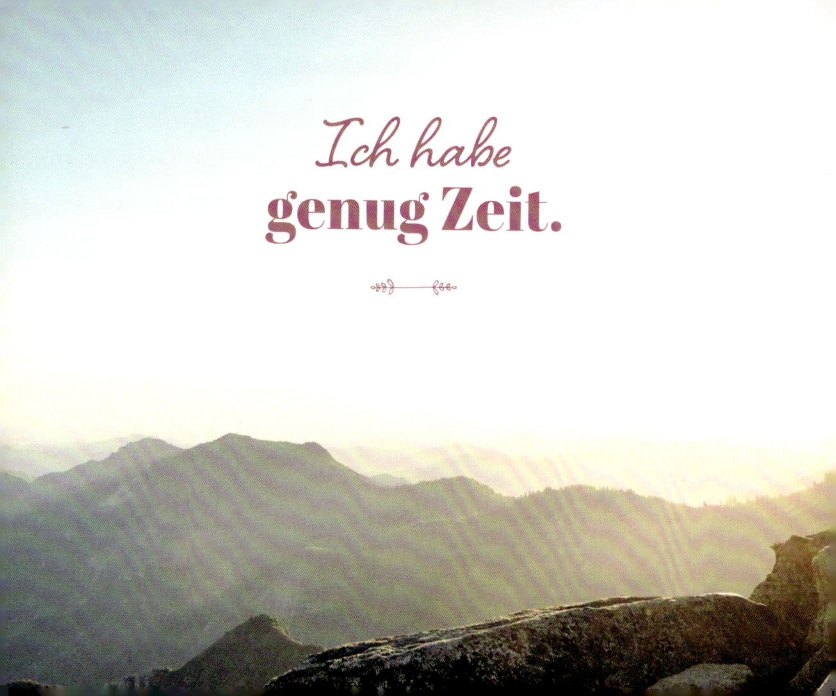

Ich habe

genug Zeit.

Ich weiß überall in der großen Lebenswüste
irgendeine schöne Oase
zu entdecken.

Heinrich Heine

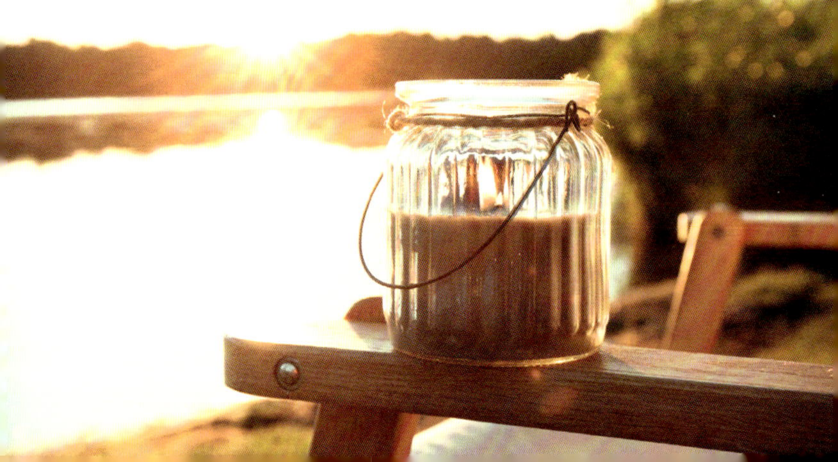

Zuhause *ist ein Gefühl*

Dein Zuhause ist der wichtigste Ort der Erde. Hier kannst du ganz du selbst sein und Erholung vom Trubel der Welt dort draußen finden. Umso wichtiger ist es, dir einen wahren Wohlfühlort zu schaffen. Das geht auch ohne viel Aufwand – gestalte eine schöne Atmosphäre mit Musik, Kerzen oder Kristallen, hänge deine Lieblingsbilder auf und verteile kuschelige Decken und Kissen. Im Frühling und Sommer ist natürlich auch dein Balkon oder die Terrasse ein wunderbarer Glücksort, den du dir gemütlich gestalten kannst. Wichtig ist vor allem, dass du an diesem Ort neue Kraft tanken kannst.

Das Leben
wird mir
nie zur Gewohnheit.
Es ist immer
ein Wunder.

Katherine Mansfield

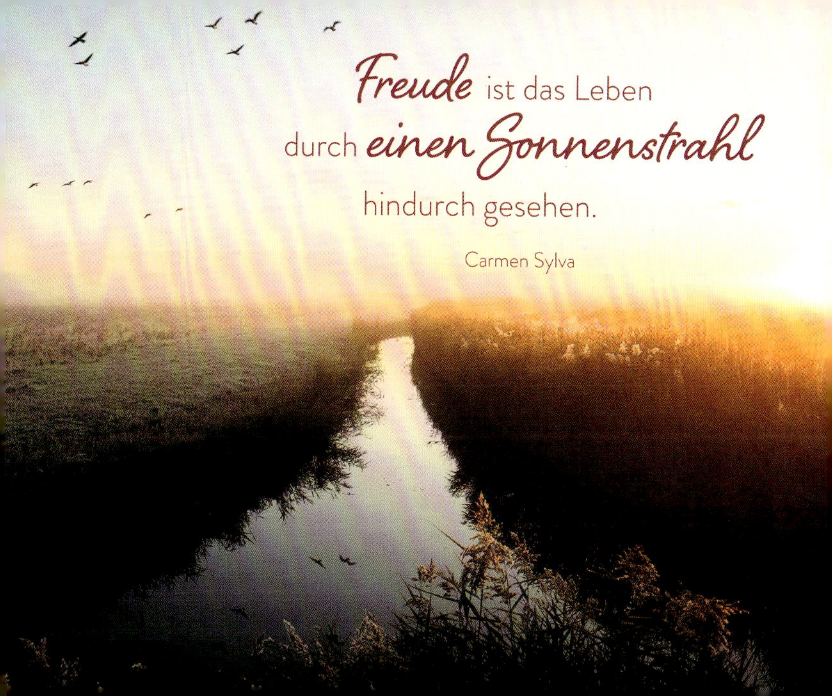
Freude ist das Leben
durch einen Sonnenstrahl
hindurch gesehen.
Carmen Sylva

Die Welt ist schön,
weil man immer wieder
Neues entdeckt,
worüber man
sich freuen darf.

Adalbert Ludwig Balling

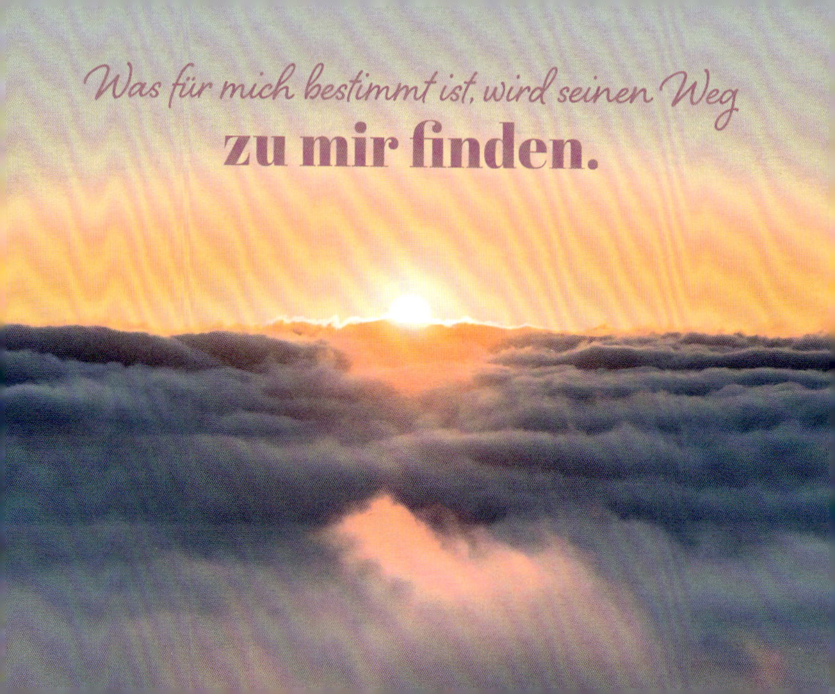
Was für mich bestimmt ist, wird seinen Weg
zu mir finden.

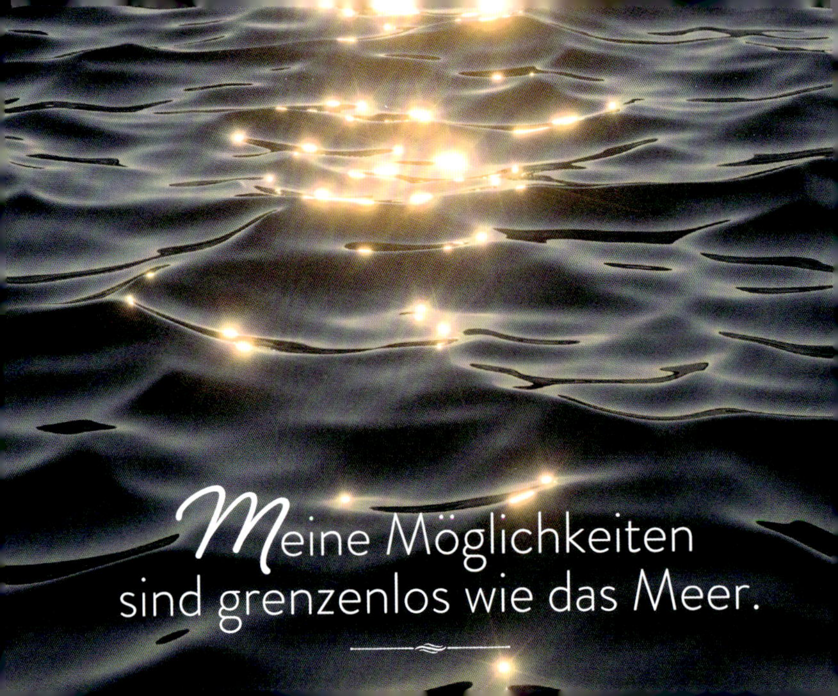
Meine Möglichkeiten
sind grenzenlos wie das Meer.

Tagträume erhalten *unser seelisches* **Gleichgewicht.**

Elisabeth Maria Maurer

DIE FÄHIGKEIT,
GLÜCKLICH ZU LEBEN,
KOMMT AUS EINER KRAFT,
die der Seele innewohnt.

Marc Aurel

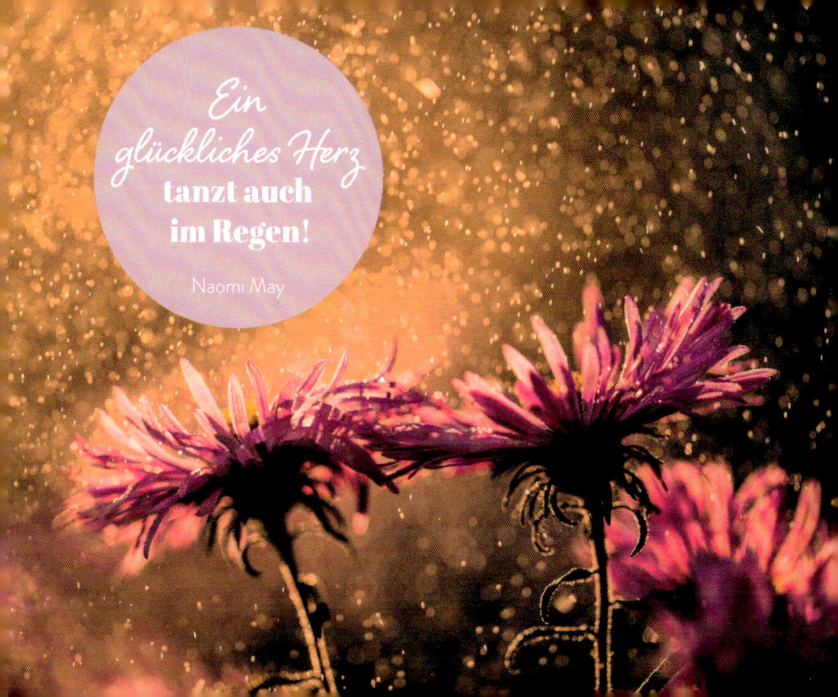
Ein glückliches Herz
tanzt auch
im Regen!
Naomi May

Ich sage

JA

zu mir selbst.

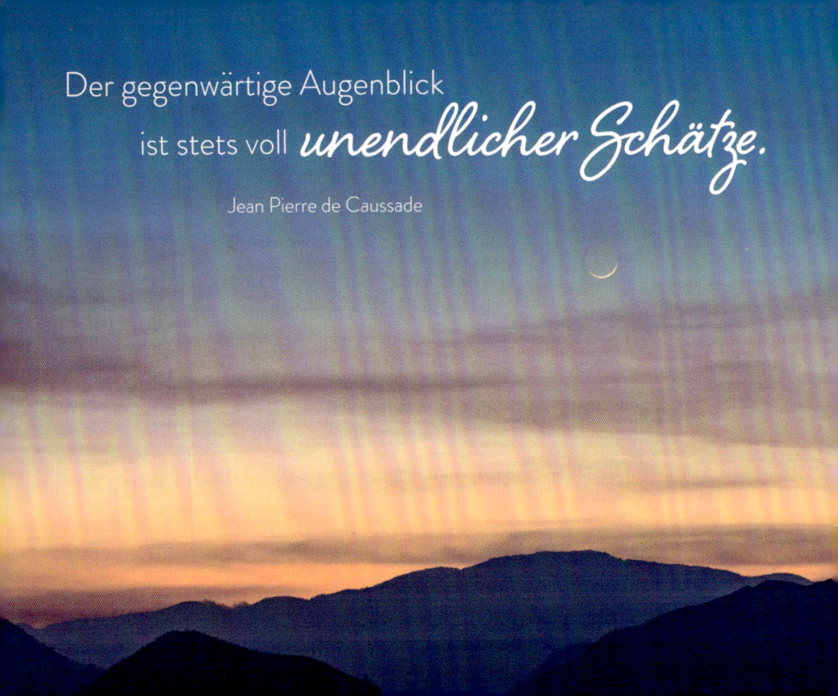
Der gegenwärtige Augenblick
ist stets voll *unendlicher Schätze.*
Jean Pierre de Caussade

Suche nach Ruhe,

aber durch das Gleichgewicht,
nicht durch den Stillstand
deiner Tätigkeit.

Friedrich Schiller

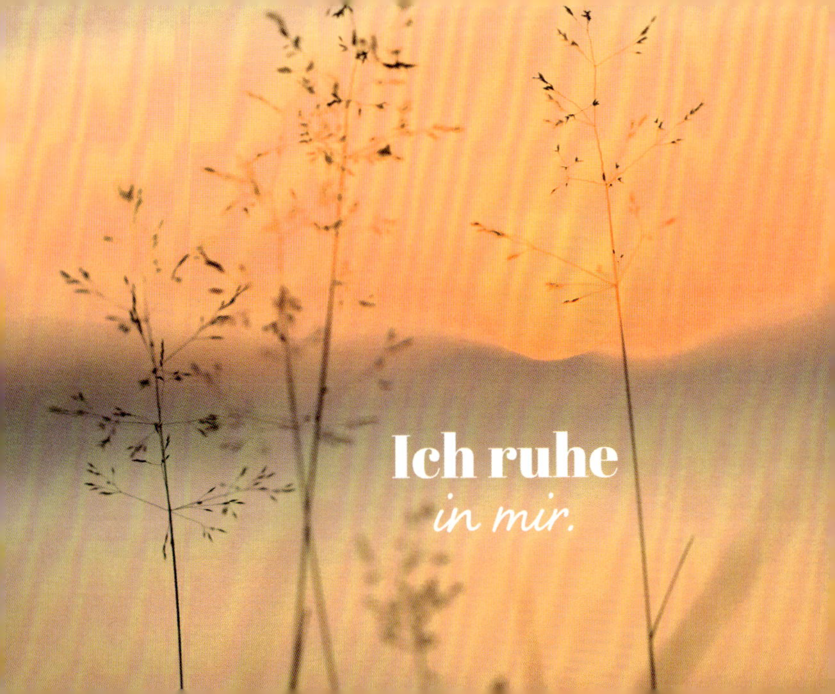
Ich ruhe
in mir.

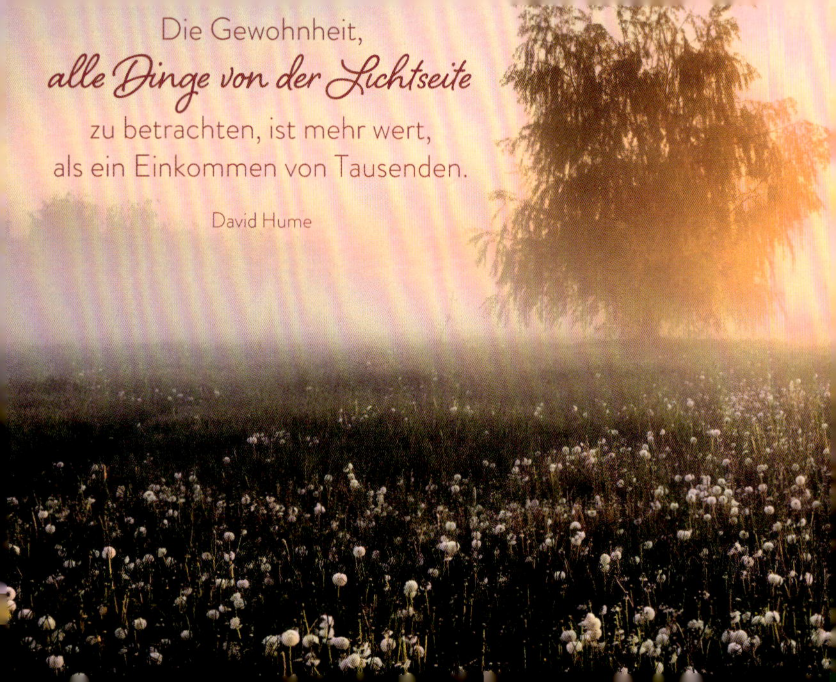
Die Gewohnheit,
alle Dinge von der Lichtseite
zu betrachten, ist mehr wert,
als ein Einkommen von Tausenden.
David Hume

Setz die *rosarote Brille auf*

In schwierigen Zeiten ist es manchmal gar nicht so einfach, optimistisch zu bleiben. Zum Glück kann man Optimismus aber üben. Hast du einen negativen Gedanken? Dann überleg doch mal: Wie wahrscheinlich ist es überhaupt, dass diese Befürchtung eintritt? Stimmt dein Gedanke wirklich oder fokussierst du dich gerade nur auf das Schlechte? Optimismus und Pessimismus sind quasi zwei Brillen, durch die du die Welt betrachten kannst. Setze doch heute mal wieder deine Optimismus-Brille auf und stell dir vor, wie es wohl wäre, wenn alles ganz wunderbar wird!

Die
Seele
hat die Farbe
deiner
Gedanken.

Marc Aurel

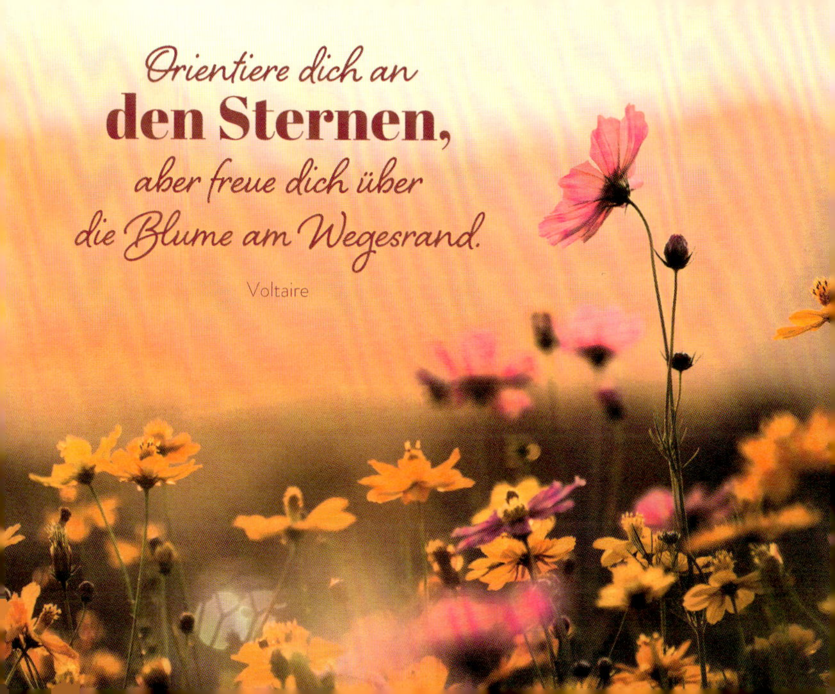
Orientiere dich an
den Sternen,
aber freue dich über
die Blume am Wegesrand.
Voltaire

Ich kümmere mich
liebevoll um mich selbst.

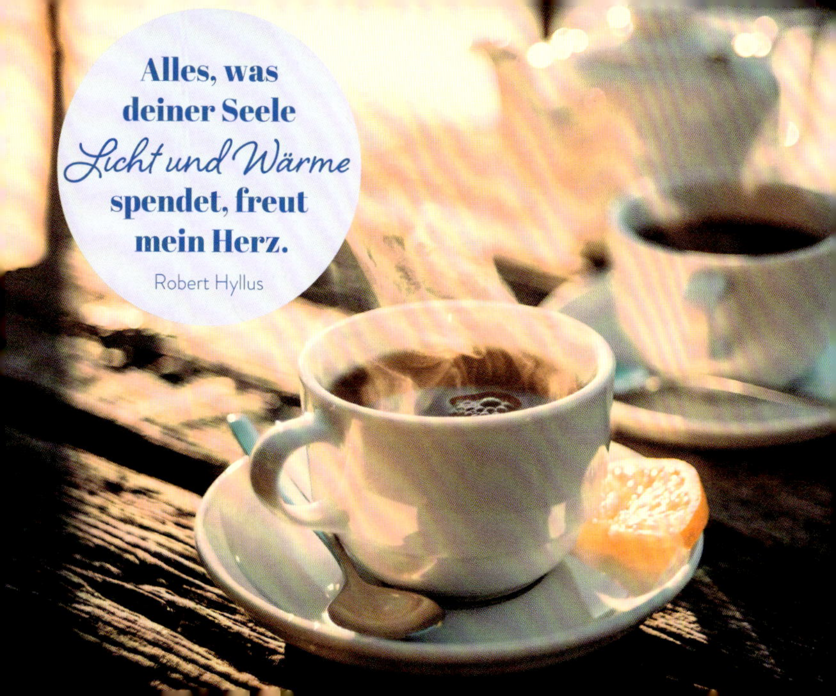
Alles, was
deiner Seele
Licht und Wärme
spendet, freut
mein Herz.
Robert Hyllus

Überhaupt sollten wir gelassen bleiben

und dem kleinen Glück

die Möglichkeit geben,

sich zu zeigen.

Justus Paul

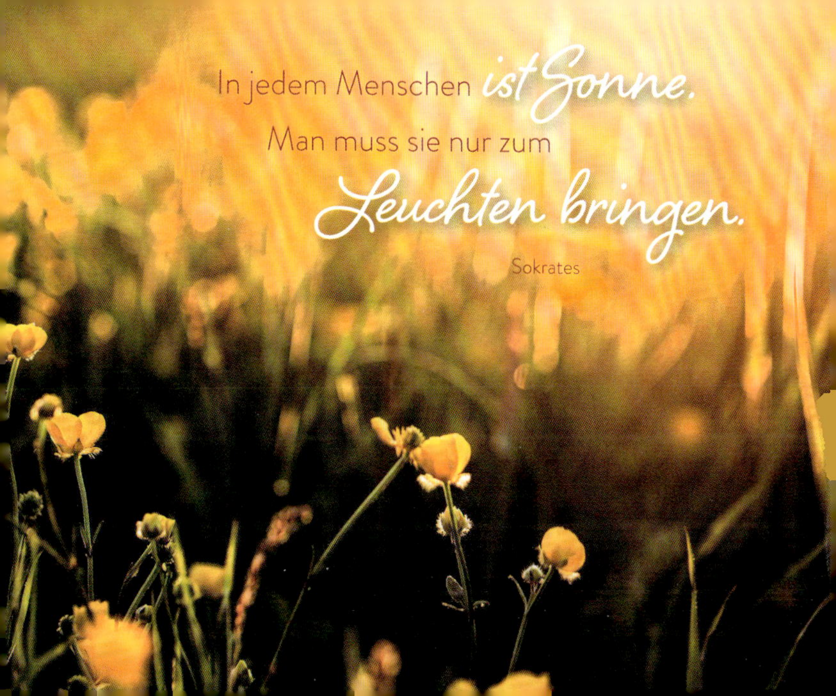
In jedem Menschen ist Sonne.
Man muss sie nur zum
Leuchten bringen.
Sokrates

Ich setze mich selbst

AN DIE SPITZE MEINER PRIORITÄTENLISTE.

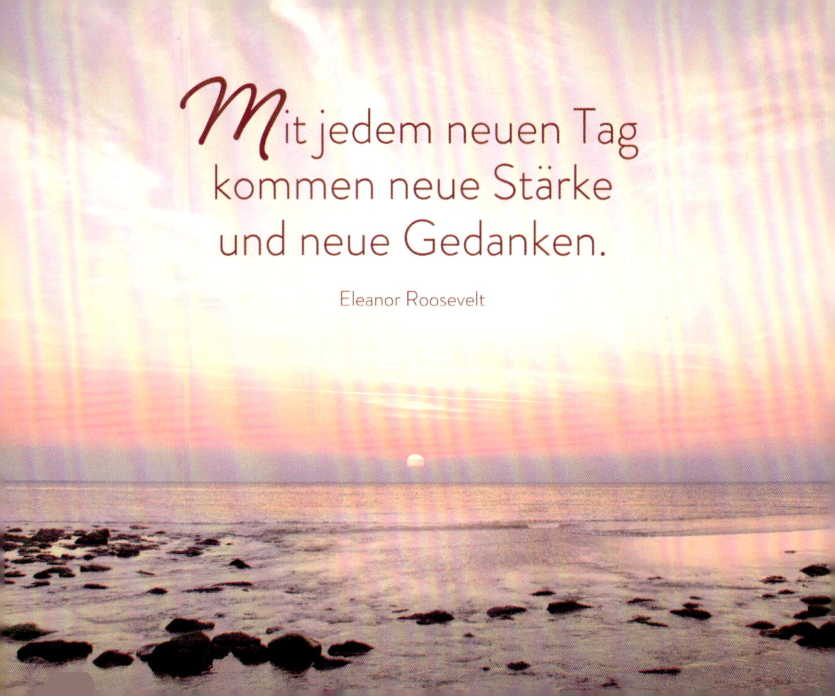

Mit jedem neuen Tag
kommen neue Stärke
und neue Gedanken.

Eleanor Roosevelt

Finde
dein Glück
im Gleichgewicht
deiner Seele.

Viktor Levin

In den Mußestunden wird es
windstill innen,
nur das eigne Licht hält Wacht.

Ingeborg Raus

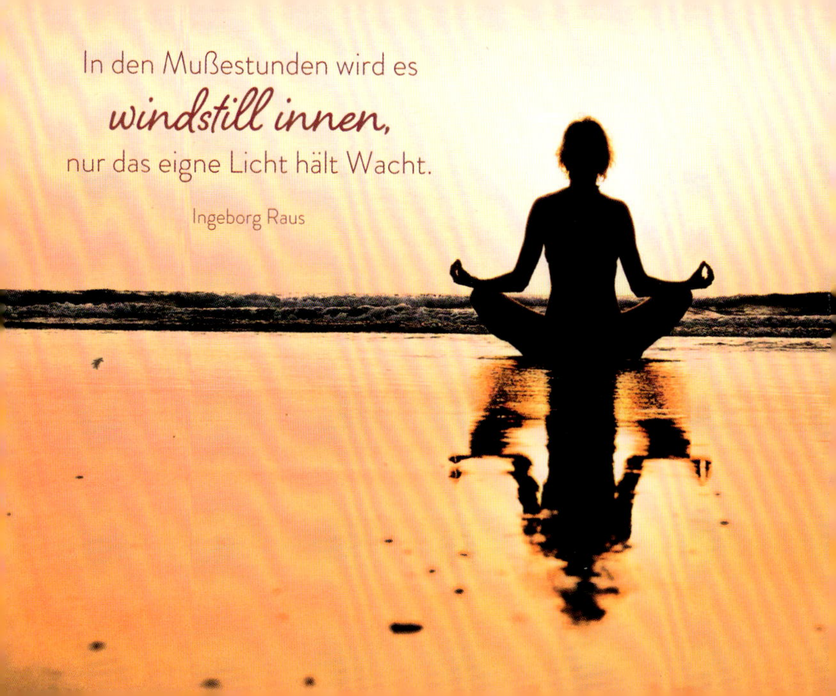

ICH ÖFFNE MEIN HERZ

für die Schönheit des Lebens.

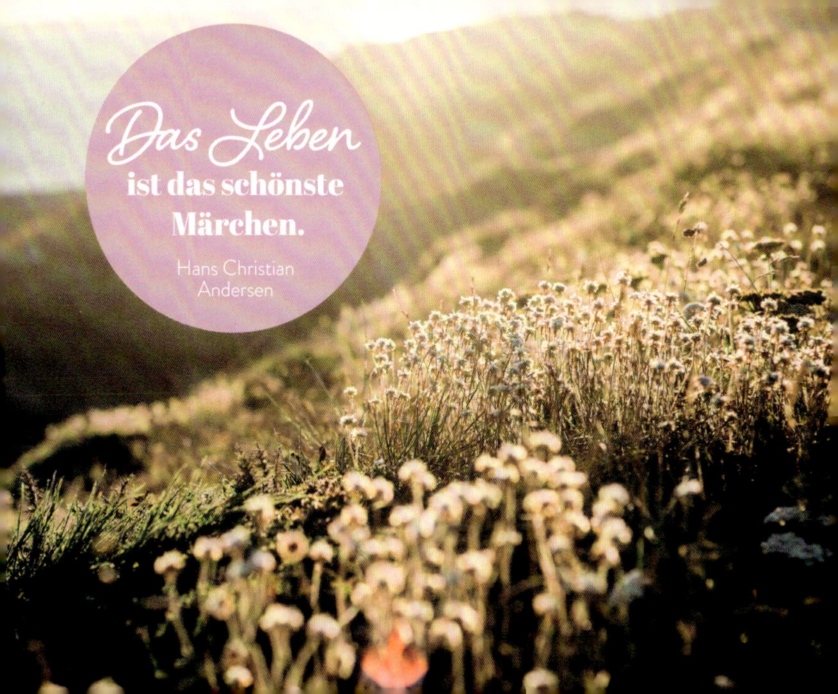
Das Leben
ist das schönste
Märchen.
Hans Christian
Andersen

Will man einen

traumhaften Tag erleben,

muss man nach dem Schönen
Ausschau halten.

Lucy Maud Montgomery

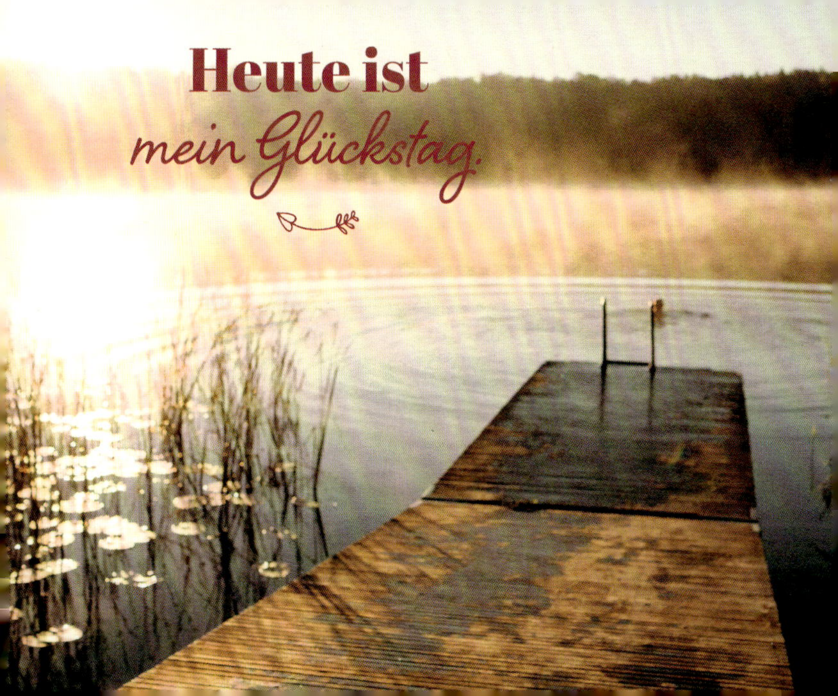
Heute ist
mein Glückstag.

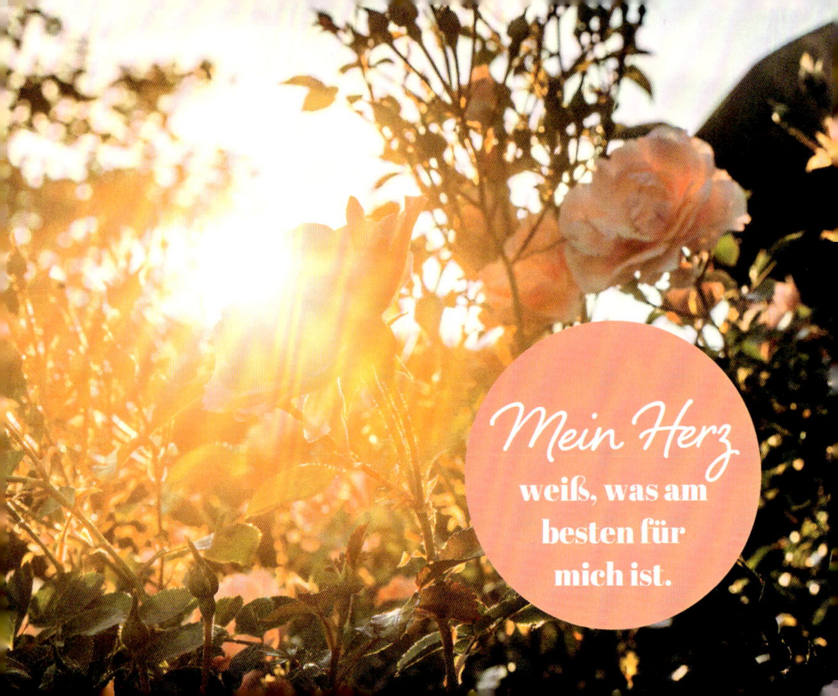
Mein Herz
weiß, was am
besten für
mich ist.

Make your *own sunshine*

Leidest du auch manchmal unter dem Winterblues oder graut es dir am Sonntag bereits vor dem Montag? Im Leben scheint natürlich nicht immer die Sonne, doch es ist beinahe immer möglich, dir selbst ein bisschen Sonnenschein zu schaffen. Plane besonders in schwierigen Zeiten oder an stressigen Tagen schon vorher ganz bewusst kleine Glücksmomente ein, auf die du dich freuen kannst. Denn das macht das Leben doch gleich viel schöner! Wie wäre es zum Beispiel mit einem kleinen Montagsdate? Lade dich selbst ins Kino ein, bestelle dein Lieblingsessen oder genieße ein langes Schaumbad bei Kerzenschein. Möglich ist alles, was dich glücklich macht und worauf du dich von Herzen freuen kannst.

In uns selbst *liegen* **die Sterne unseres Glücks.**

Heinrich Heine

In meinem Herzen
geht die Sonne auf.

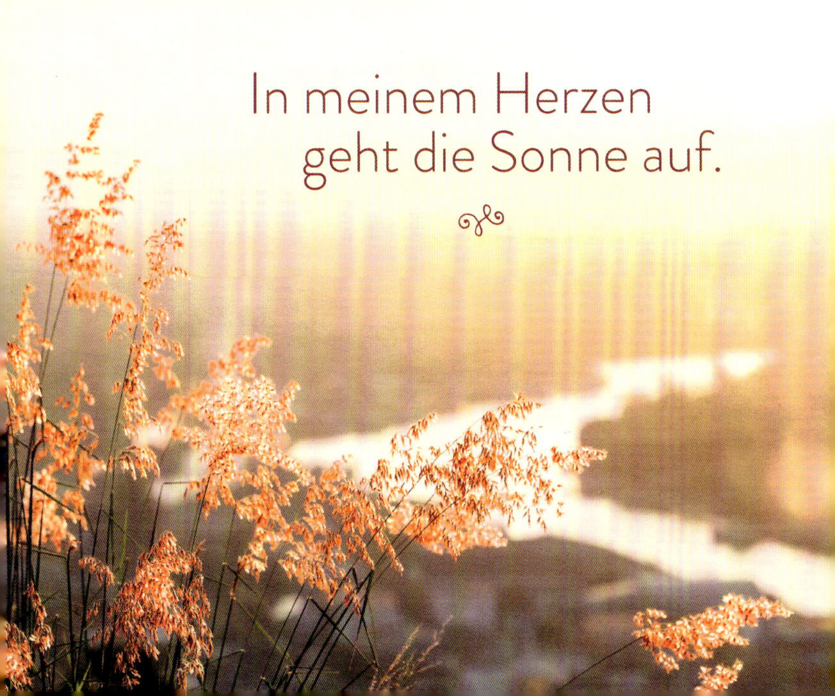

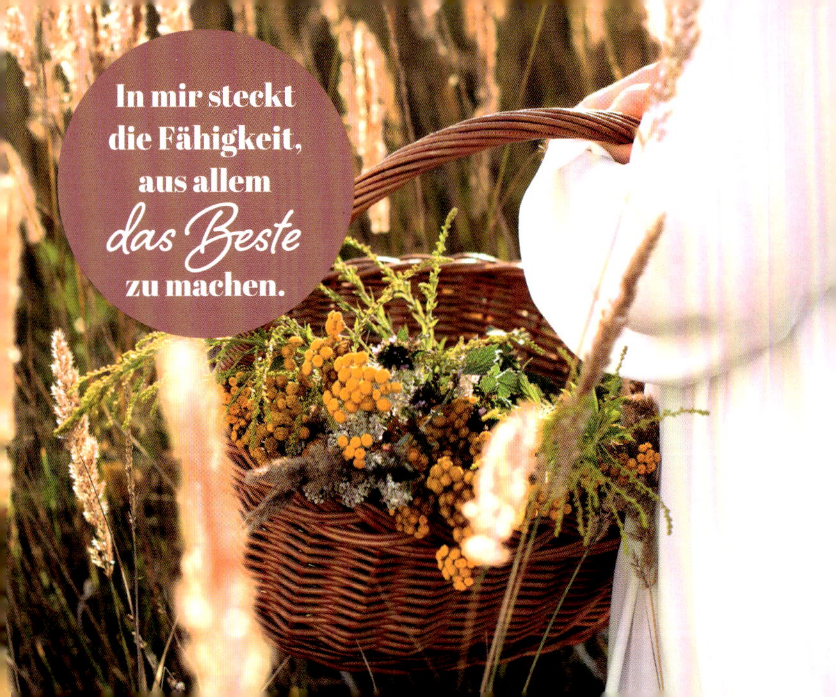
In mir steckt
die Fähigkeit,
aus allem
das Beste
zu machen.

DU MUSST NUR
LANGSAM GENUG GEHEN,
UM IMMER IN
der Sonne zu bleiben.

Antoine de Saint-Exupéry

Was du denkst,
bist du.
Was du bist,
strahlst du aus.
Was du ausstrahlst,
ziehst du an.

Buddha

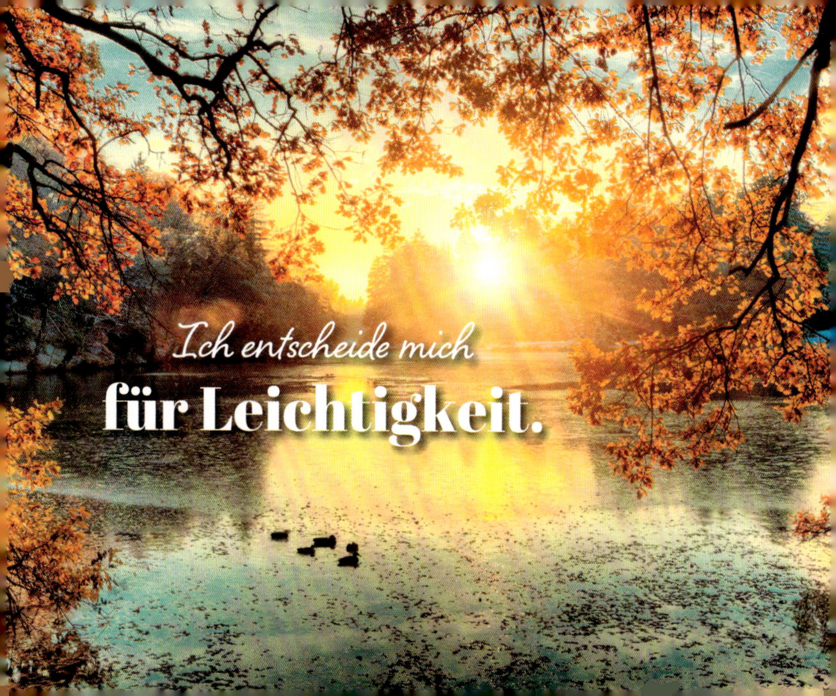
Ich entscheide mich
für Leichtigkeit.

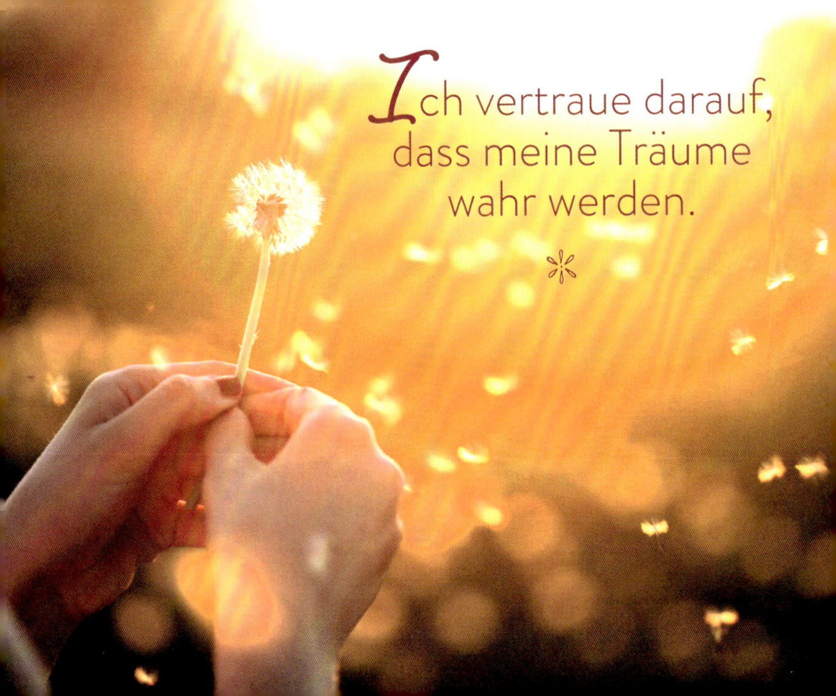

Ich vertraue darauf,
dass meine Träume
wahr werden.

Die Träumenden
und die Wünschenden
halten den feinen Stoff
des Lebens in den Händen.

Franz Kafka

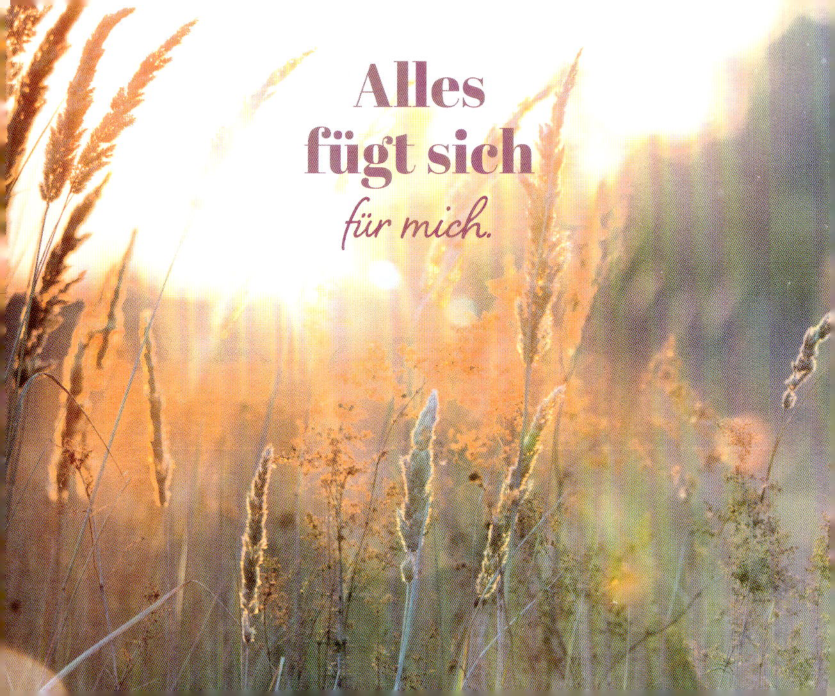
Alles
fügt sich
für mich.

DEN PULS
DES EIGENEN HERZENS FÜHLEN.
RUHE IM INNERN, RUHE IM ÄUSSERN.
WIEDER ATEMHOLEN LERNEN,

das ist es.

Christian Morgenstern

Je mehr du dein Leben

schätzt und feierst,

desto mehr gibt es

in deinem Leben zu feiern.

Oprah Winfrey

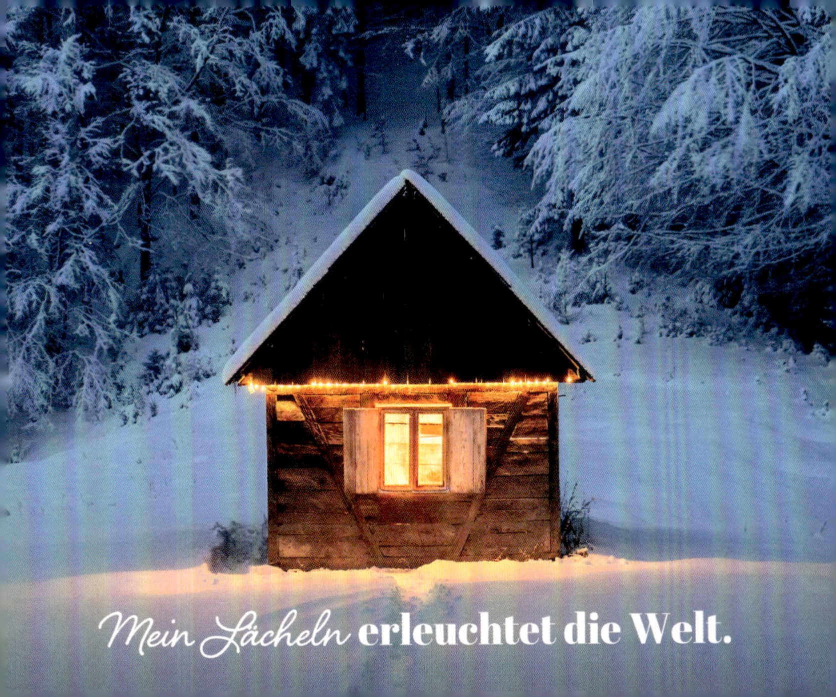
Mein Lächeln erleuchtet die Welt.

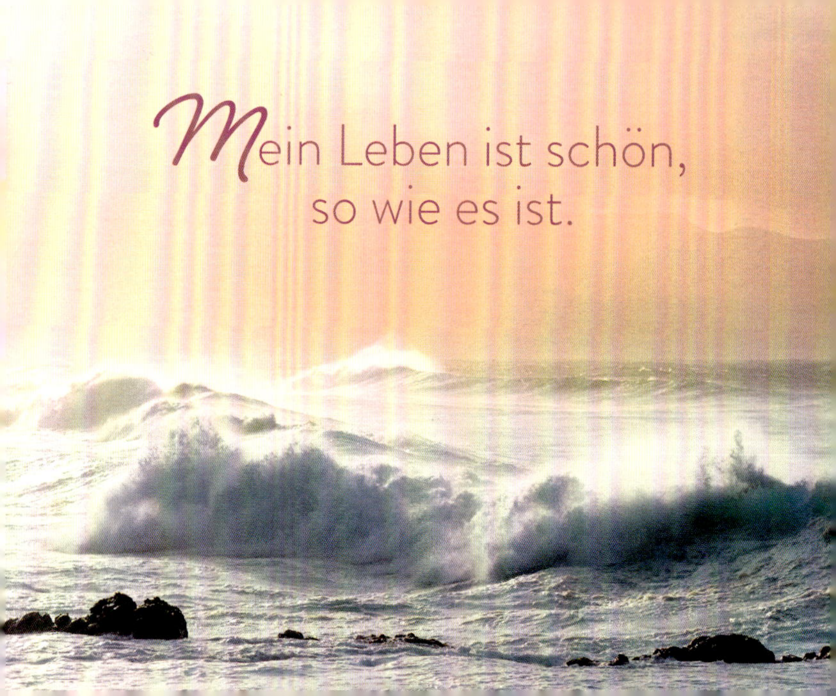
Mein Leben ist schön,
so wie es ist.

Es liegt eine
wunderbare Heilkraft
in der Natur.
Oft gibt der Anblick
eines schönen Abendhimmels,
der Duft einer Blume
der bedrückten Seele Hoffnung
und Lebensmut zurück.

Sophie Alberti

Wenn du am Morgen erwachst,
denke darüber nach, was für
ein köstlicher Schatz es doch ist,
zu leben, zu atmen und
sich freuen zu können.

Marc Aurel

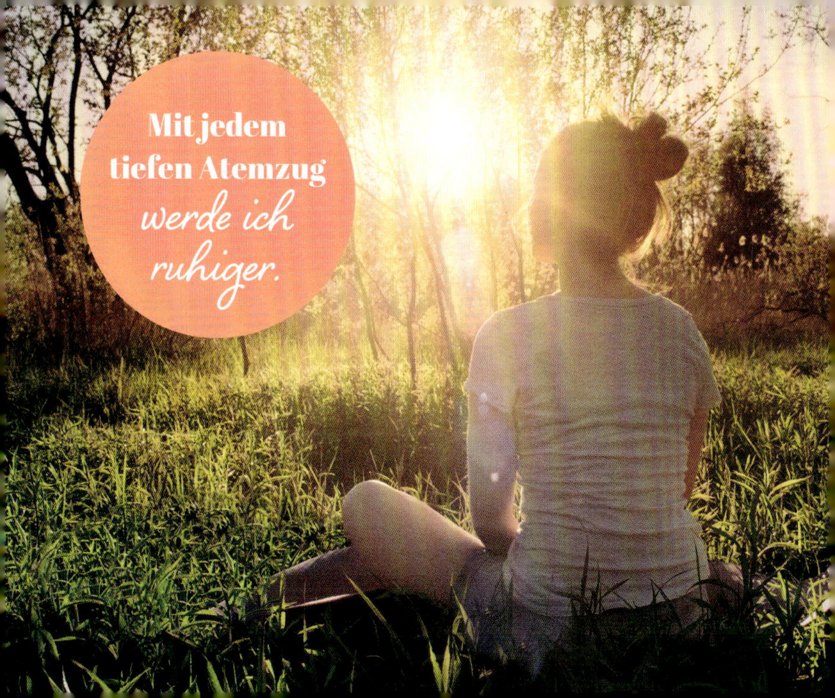
Mit jedem
tiefen Atemzug
werde ich
ruhiger.

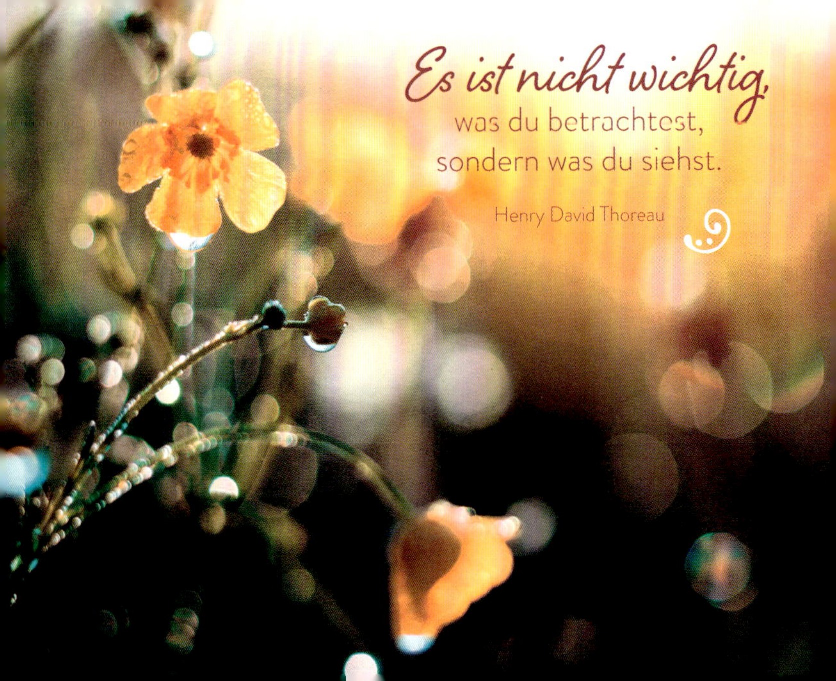
Es ist nicht wichtig,
was du betrachtest,
sondern was du siehst.
Henry David Thoreau

Mein Fokus
liegt auf
den kleinen
Wundern
des Lebens.

SO VIELE DINGE
ERFREUEN
Herz und Seele,
WENN DU MIT
OFFENEN AUGEN
SCHAUST.

Katharina Eisenlöffel

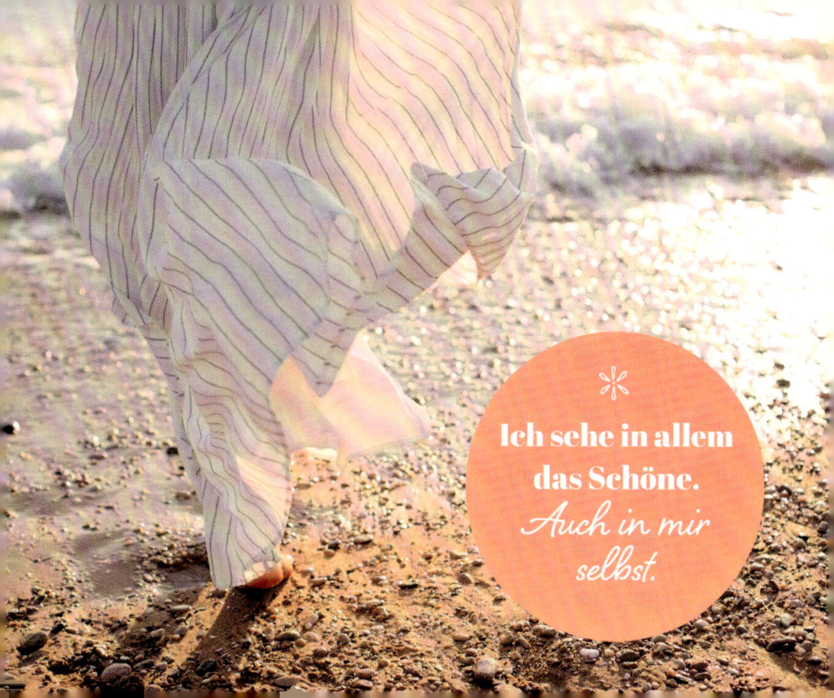
Ich sehe in allem
das Schöne.
Auch in mir
selbst.

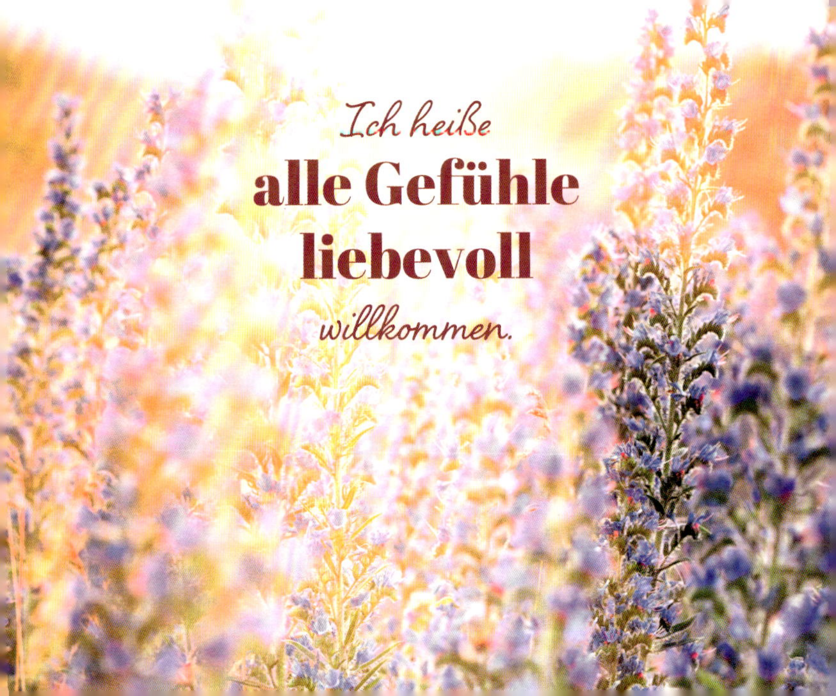
Ich heiße
alle Gefühle
liebevoll
willkommen.

Es gibt nur einen Weg,
glücklich zu werden,
nämlich den,
der Stimme seines Gefühls,
seines Herzens zu folgen.

Luise von Mecklenburg-Strelitz

Wie die Bienen
IN IHREN KÖRBEN HONIG SAMMELN,
SOLLTEN WIR SCHÖNES, ERFREULICHES,
ERMUTIGENDES SAMMELN.

Peter Paal

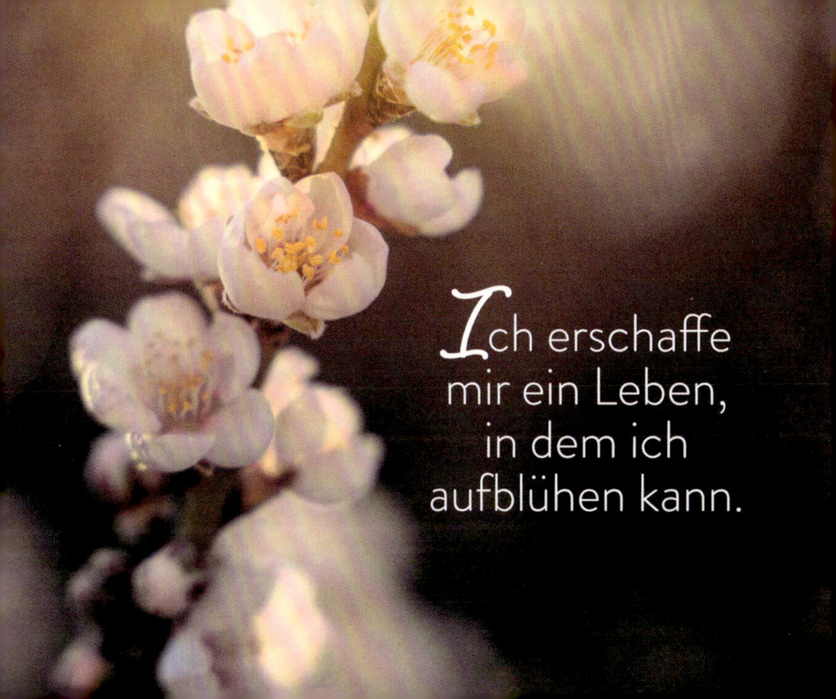
Ich erschaffe
mir ein Leben,
in dem ich
aufblühen kann.

Ich nehme mir
bewusst Zeit für alle Dinge,
die meine Seele
glücklich machen.

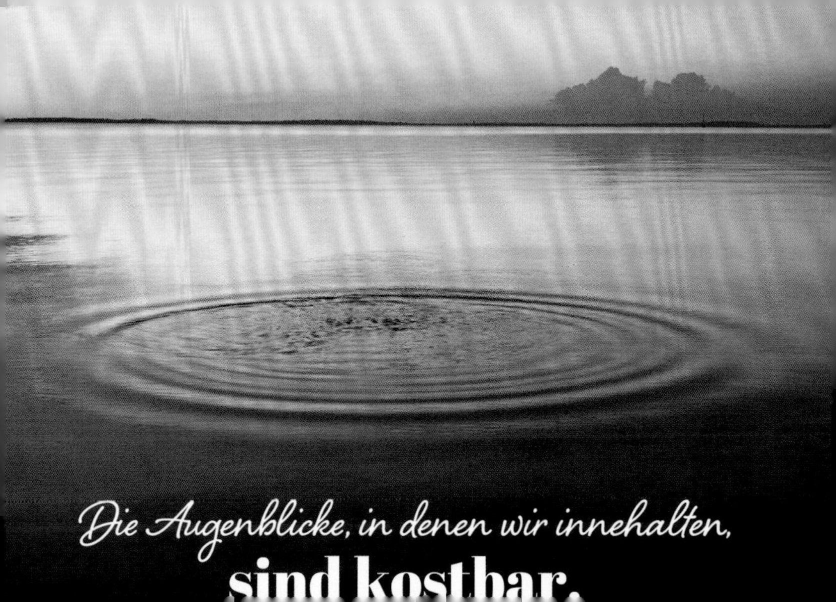
Die Augenblicke, in denen wir innehalten,
sind kostbar.

Happy News

Hast du manchmal auch das Gefühl, jeden Tag nur schlechte Neuigkeiten zu hören? So geht es wohl den meisten von uns. Dabei passiert immer noch so viel Gutes und Schönes in der Welt, diese positiven Neuigkeiten bekommen nur meistens viel weniger Aufmerksamkeit als die schlechten. Abonniere deshalb mal einen Gute-Nachrichten-Newsletter oder höre einen inspirierenden Podcast, der sich vor allem den schönen Neuigkeiten widmet. Das rückt unsere scheinbar dunkle Welt wieder in ein neues, wärmeres Licht.

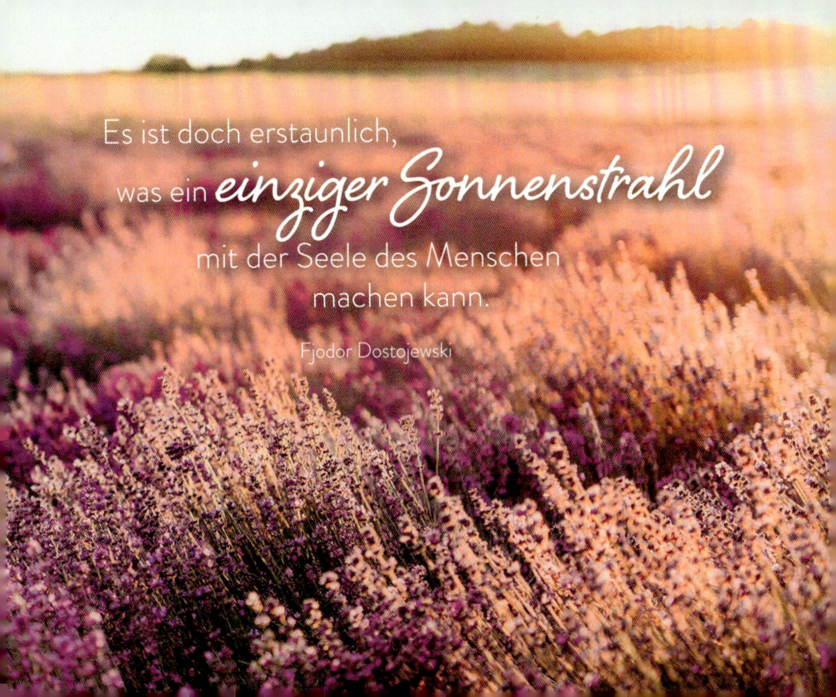
Es ist doch erstaunlich,
was ein *einziger Sonnenstrahl*
mit der Seele des Menschen
machen kann.
Fjodor Dostojewski

Eigentlich sind die schönsten
und herrlichsten Tage nicht die,
an denen etwas Großartiges,
Wundervolles oder Aufregendes
geschieht, sondern die, die einem
still und leise ein paar
kleine Freunden bringen,
wie Perlen, die von einer Schnur gleiten.

Lucy Maud Montgomery

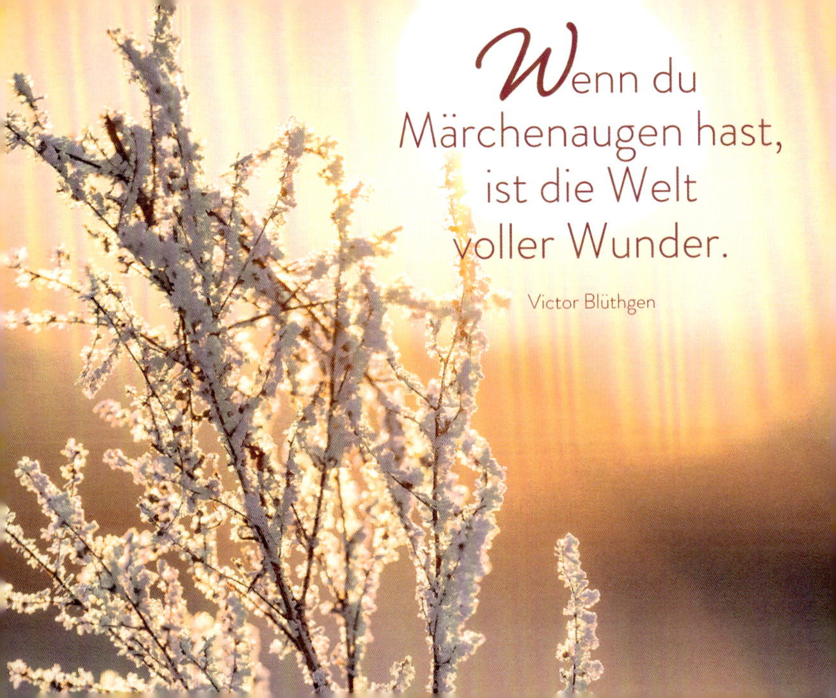
Wenn du Märchenaugen hast,
ist die Welt
voller Wunder.
Victor Blüthgen

Ich akzeptiere,
was ist.
Ich lasse los,
was war.
Ich vertraue auf das,
was sein wird.

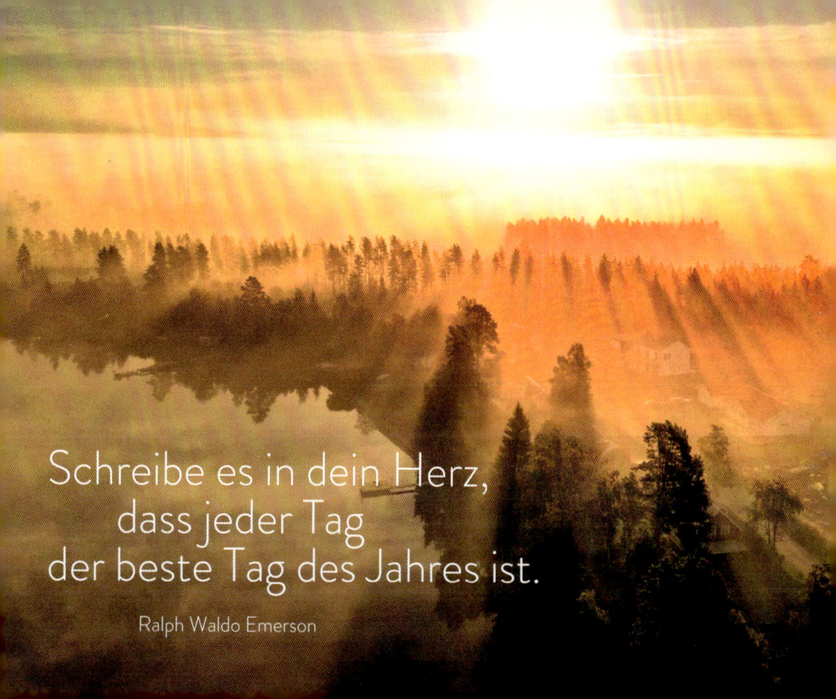
Schreibe es in dein Herz,
dass jeder Tag
der beste Tag des Jahres ist.
Ralph Waldo Emerson

Auf der Erde
GIBT ES KEINEN HIMMEL,
ABER ES GIBT TEILE DAVON.

Jules Renard

Schön ist eigentlich alles,
was man mit Liebe betrachtet.
Je mehr jemand *die Welt liebt,*
desto schöner wird er sie finden.

Christian Morgenstern

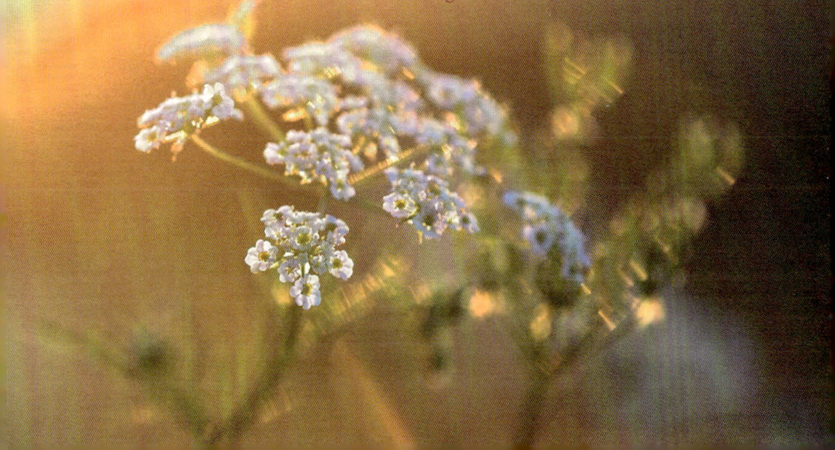

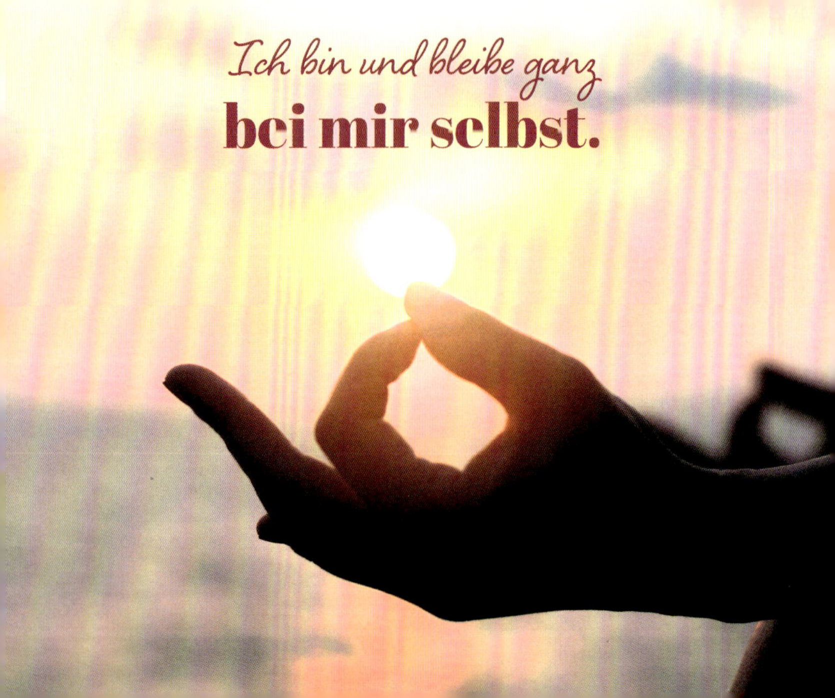
Ich bin und bleibe ganz
bei mir selbst.

Finde dich,
SEI DIR SELBER TREU,
LERNE DICH VERSTEHEN,
FOLGE DEINER STIMME,
NUR SO KANNST DU
DAS HÖCHSTE ERREICHEN.

Bettina von Arnim

Mein

Leben

darf einfach

sein.

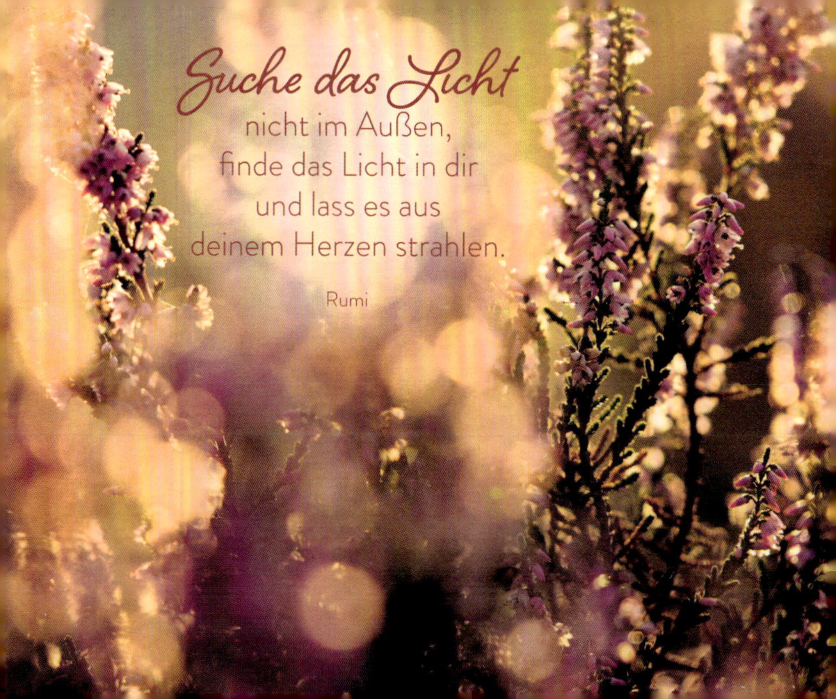
Suche das Licht
nicht im Außen,
finde das Licht in dir
und lass es aus
deinem Herzen strahlen.
Rumi

Was vor uns liegt
und was hinter uns liegt,
sind Kleinigkeiten zu dem,
was in uns liegt.

Henry David Thoreau

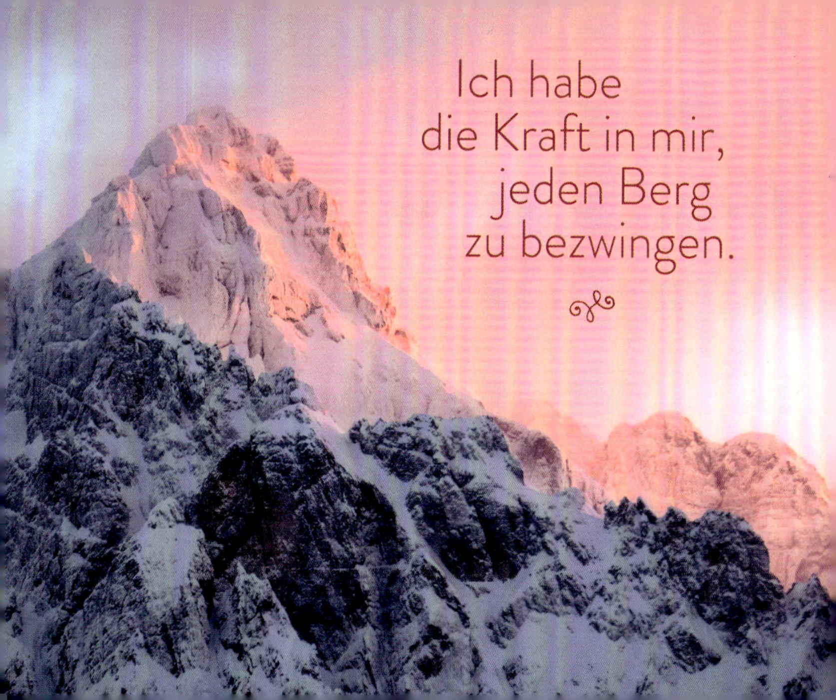
Ich habe
die Kraft in mir,
jeden Berg
zu bezwingen.

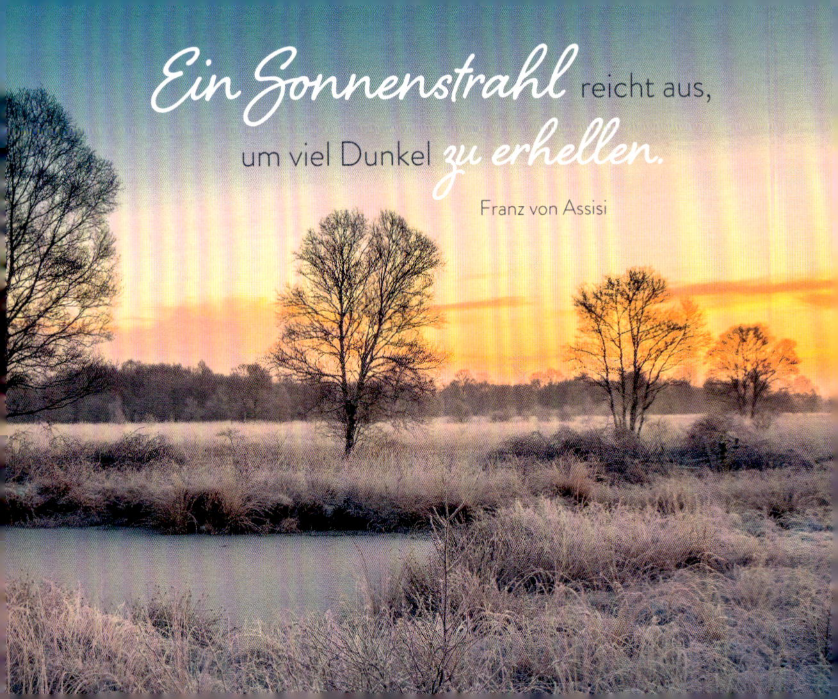
Ein Sonnenstrahl reicht aus,
um viel Dunkel zu erhellen.
Franz von Assisi

Winter*glück*

Im Winter leiden viele von uns unter Lichtmangel. Einfach der Sonne entgegenfliegen – das bleibt leider meistens ein Traum. Doch auch im Alltag kannst du ein wenig Licht tanken. Selbst wenn es frostig ist, solltest du dich jeden Tag kurz nach draußen wagen. Ziehe dich warm an und drehe eine Runde um den Block oder durch den Park. Schon ein paar Minuten an der frischen Luft stärken dein Immunsystem und heben garantiert deine Laune. Mit etwas Glück kannst du sogar ein paar Strahlen der Wintersonne tanken. Versuche bewusst Details wahrzunehmen wie das Eichhörnchen, das vorbeihuscht, oder den glitzernden Frost, der sich über die Welt gelegt hat. Auch die kalte Jahreszeit steckt voll Schönheit, manchmal musst du nur etwas genauer hinschauen.

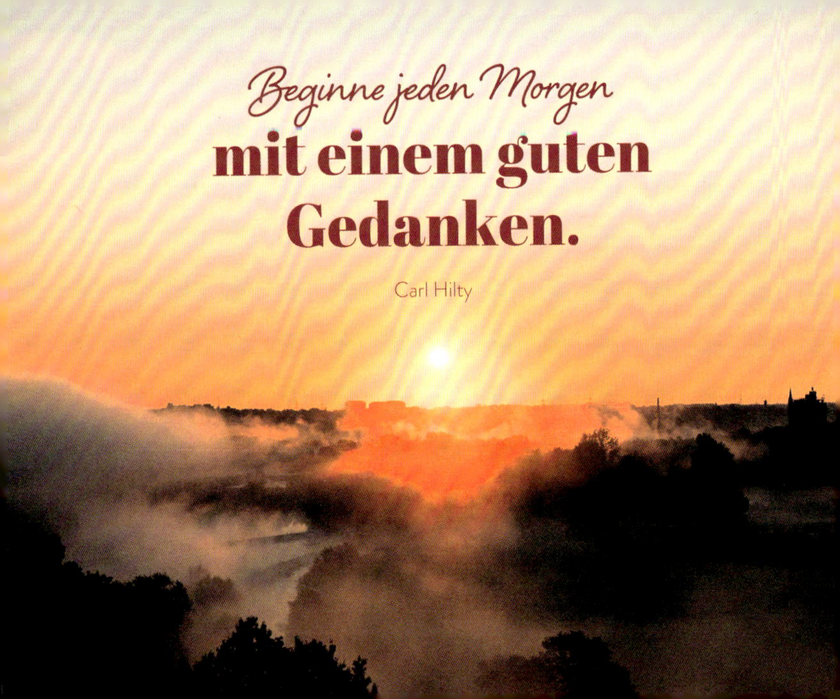
Beginne jeden Morgen
mit einem guten
Gedanken.
Carl Hilty

DIE ZUKUNFT GEHÖRT JENEN,
die an die Schönheit
IHRER TRÄUME GLAUBEN.

Eleanor Roosevelt

Ich verdiene es,
glücklich zu sein.

Du bist nicht ein Tropfen im Ozean.
Du bist der *gesamte Ozean*
in einem Tropfen.

Rumi

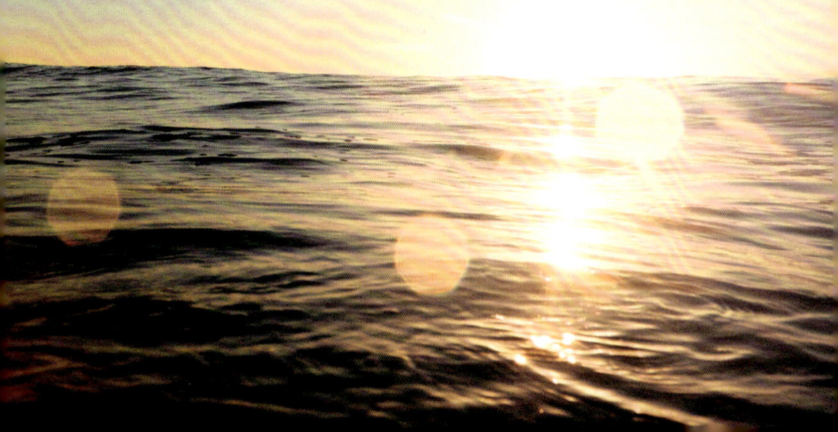

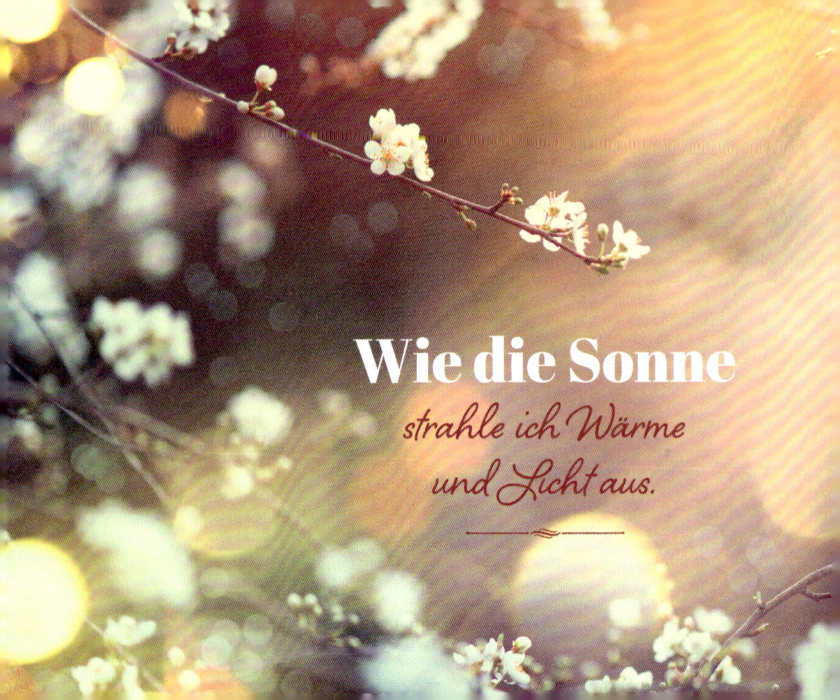
Wie die Sonne
strahle ich Wärme
und Licht aus.

Ist die Welt außer dir nicht so,
wie sie sein sollte,
so schaff dir selber eine Welt,
die dich anlacht.

Christian Gotthilf Salzmann

Das Feuer

in seiner Seele

soll man nie ausgehen lassen, sondern schüren.

Vincent van Gogh

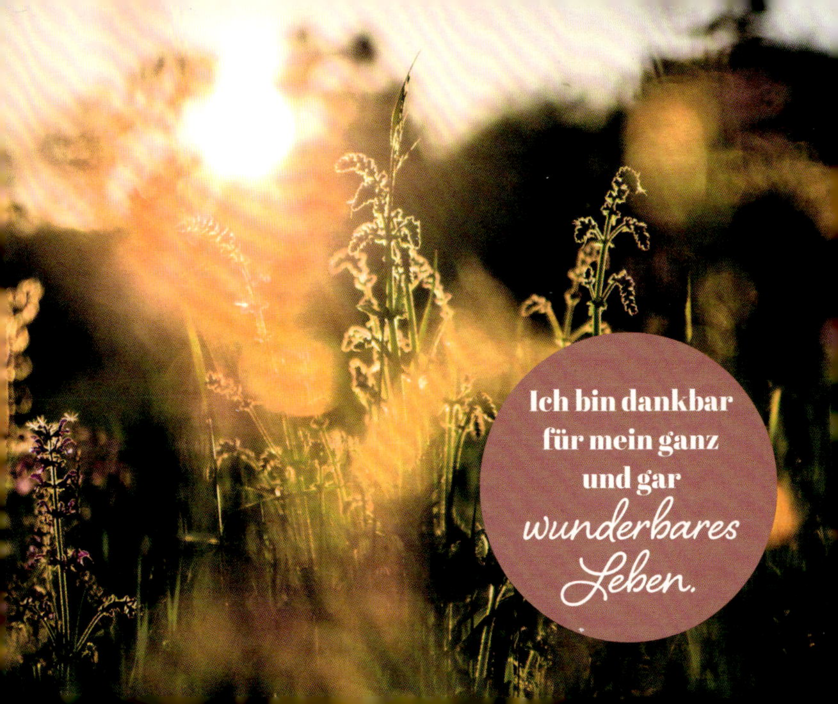
Ich bin dankbar
für mein ganz
und gar
wunderbares
Leben.

ALLES,
WAS ICH ERLEBE,
lässt mich wachsen.

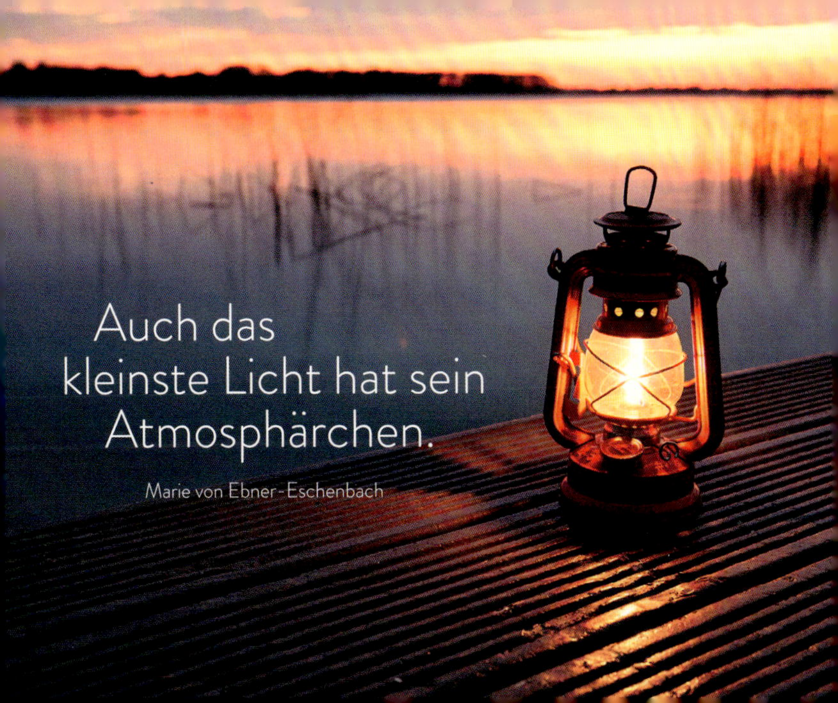
Auch das
kleinste Licht hat sein
Atmosphärchen.
Marie von Ebner-Eschenbach

Momente *der Besinnung*

Im Trubel des Alltags vergessen wir oft, was wirklich im Leben zählt. Doch genau das sollte nicht in den Hintergrund geraten, wenn du ein glückliches und erfülltes Leben führen möchtest. Nimm dir deshalb mal wieder Zeit und schaffe dir eine kleine Zeitinsel der Besinnung. Suche dir dafür einen ruhigen Ort, an dem du dich wohlfühlst. Schließe die Augen und lausche in dich hinein. Lasse deine Gedanken einfach mal schweifen. Was geht gerade in dir vor? Wie fühlst du dich wirklich? Liegt dein Fokus aktuell wirklich auf den Dingen, die dir wichtig sind? Es kann sehr hilfreich sein, dir diese Fragen zu stellen, um wieder Klarheit zu finden.

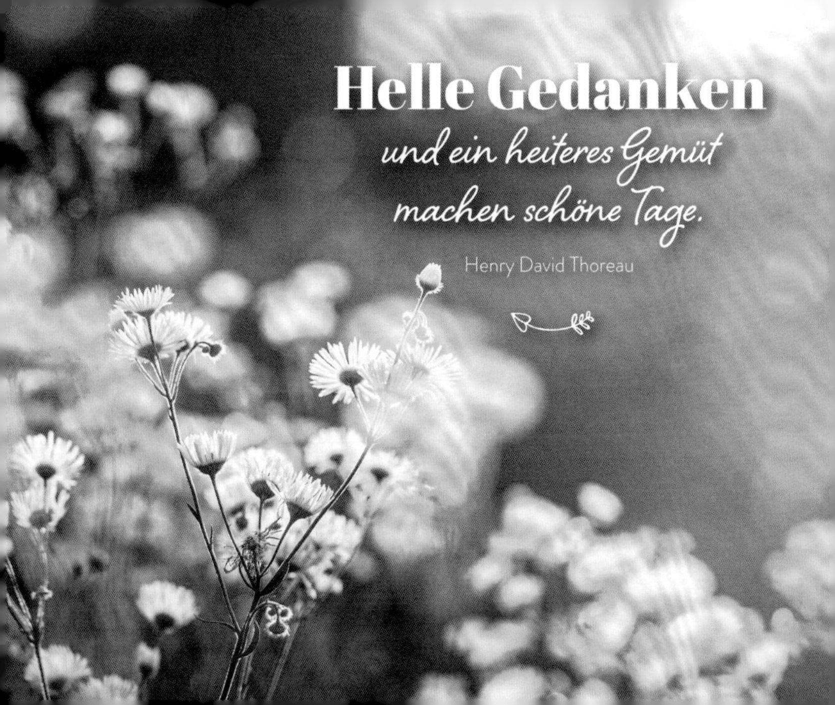
Helle Gedanken
und ein heiteres Gemüt
machen schöne Tage.
Henry David Thoreau

Textnachweis: Wir danken allen Autoren bzw. deren Erben, die uns freundlicherweise die Erlaubnis zum Abdruck von Texten erteilt haben.

Bildnachweis: Cover: Anasteisha/Shutterstock.com (Schmuckvignetten), the_burtons/Moment/Getty Images (Foto); Innenteil: Fotos: S. 2: swissmediavision/E+/Getty Images, S. 5: stock.adobe.com/Pellinni, S. 7: Grisha Bruev/Shutterstock.com, S. 9: thethomsn/Moment/Getty Images, S. 11: stock.adobe.com/raland, S. 13: Peter Zelei Images/Moment/Getty Images, S. 14: hurpork08/Imazins/ImaZinS/Getty Images, S. 17: stock.adobe.com/Fahkamram, S. 18: stock.adobe.com/Leonid Tit, S. 21: Chris Hackett/Tetra Images/Getty Images, S. 22: Anton Petrus/Moment/Getty Images, S. 25: Rainer Zapka /EyeEm/Getty Images, S. 26: stock.adobe.com/Paul, S. 28: Yulia Grigoryeva/Shutterstock.com, S. S31: DoctorEgg/Moment/Getty Images, S. 33: Yury Prokopenko/Moment/Getty Images, S. 35: TaraPatta/Shutterstock.com, S. 36: icemanphotos/Shutterstock.com, S. 39: stock.adobe.com/Gasi, S. 40: SanderMeertinsPhotography/Shutterstock.com, S. 43: Westend61/Getty Images, S. 45: Myvisuals/Shutterstock.com, S. 46: leungchopan/Shutterstock.com, S. 49: Markus Döhn/EyeEm/Getty Images, S. 50: stock.adobe.com/sindler1, S. 53: Jose A. Bernat Bacete/Moment/Getty Images, S. 54: stock.adobe.com/jack-sooksan, S. 57: James O'Neil/The Image Bank/Getty Images, S. 58: the_burtons/Moment/Getty Images, S. 61: the_burtons/Moment/Getty Images, S. 63: Anna Om/Shutterstock.com, S. 64: stock.adobe.com/Shutter81, S. 67: stock.adobe.com/Seticio, S. 69: Lina Moiseienko/EyeEm/Getty Images, S. 71: phBodrova/Shutterstock.com, S. 72: Anton Petrus/Moment/Getty Images, S. 75: stock.adobe.com/sirintra, S. 77: Yulia Grigoryeva/Shutterstock.com, S. 79: Chris Winsor/Moment/Getty Images, S. 81: Ezra Bailey/Stone/Getty Images, S. 83: stock.adobe.com/NicoElNino, S. 85: Westend61/Getty Images, S. 87: Johner Images/Getty Images, S. 88: Joern Siegroth/Moment/Getty Images, S. 91: stock.adobe.com/SINSU1980, S. 92: MAXSHOT.PL/Shutterstock.com, S. 95: stock.adobe.com/Jag_cz, S. 96: AleksandarNakic/E+/Getty Images, S. 98: stock.adobe.com/Konstiantyn, S. 101: stock.adobe.com/Ivan Kmit, S. 102: lucas_moore/Shutterstock.com, S. 105: Muriel de Seze/DigitalVision/Getty Images, S. 106: sergei kochetov/Shutterstock.com, S. 109: polinaloves/Shutterstock.com, S. 110: stock.adobe.com/smallredgirl, S. 113: Irene Miller/Shutterstock.com, S. 115: the_burtons/Moment/Getty Images, S. 117: Lukasz Jankowski/EyeEm/Getty Images, S. 119: Joern Siegroth/Moment/Getty Images, S. 121: AlexDreamliner/Shutterstock.com, S. 123: Albert Fertl/Moment/Getty Images, S. 124: Chinnapong/Shutterstock.com, S. 127: Simone Appel /EyeEm/Getty Images, S. 129: Ro_Ma_Li/Shutterstock.com, S. 130: Photo Art/500px/Getty Images, S. 132: Carsten Behler/EyeEm/Getty Images, S. 135: Mark Leary/Stone/Getty Images, S. 136: stock.adobe.com/Subbotina Anna, S.: 139 Westend61/Getty Images, S.141 the_burtons/Moment/Getty Images, S. 143 ganjalex/Shutterstock.com.

Redaktion und Texte: Kristin Funk
Lektorat und Projektmanagement: Lena Schiller
Cover: Katja Heller
Innenteil und Satz: Christin Bussemas Ampersand loves
Gesamtherstellung: Elma Printing & Finishing, Istanbul

Lichtblicke für die Seele
GTIN 978-3-8485-0210-3

www.geschenkverlage.de

FSC
www.fsc.org
100%
Aus vorbildlich bewirtschafteten Wäldern
FSC® C164814

1 2 3 4 5